外科围手术期护理:第一辑

王锡唯 赵国芳 徐 军 庞清江 主编

U0211088

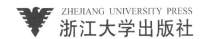

ZHEJIANG UNIVERSITY PRESS
浙江大学出版社

图书在版编目（CIP）数据

外科围手术期护理. 第一辑 / 王锡唯等主编. — 杭州 ： 浙江大学出版社，2021.12
ISBN 978-7-308-21978-5

Ⅰ. ①外… Ⅱ. ①王… Ⅲ. ①外科手术—围手术期—外科护理 Ⅳ. ①R473.6

中国版本图书馆CIP数据核字（2021）第232340号

外科围手术期护理：第一辑

王锡唯　赵国芳　徐　军　庞清江　主编

责任编辑	殷晓彤
责任校对	张凌静
封面设计	续设计—黄晓意
出版发行	浙江大学出版社
	（杭州市天目山路148号　邮政编码310007）
	（网址：http：//www.zjupress.com）
排　　版	杭州朝曦图文设计有限公司
印　　刷	浙江省邮电印刷股份有限公司
开　　本	880mm×1230mm　1/32
印　　张	11.5
字　　数	260千
版 印 次	2021年12月第1版　2021年12月第1次印刷
书　　号	ISBN 978-7-308-21978-5
定　　价	59.00元

《外科围手术期护理:第一辑》
编委会

主　编　王锡唯　赵国芳　徐　军　庞清江

副主编　章海均　杨　叶　蔡金尔　蒋常芬

编　委　（按姓氏笔画排序）

前　言

围手术期指围绕手术的全过程，从患者决定接受手术治疗开始，直至手术治疗并基本康复，包含手术前、手术中及手术后的一段时间。围手术期护理包括在手术前、中、后期对患者的评估及护理。

本书由临床一线专家及护理骨干组成编写团队撰写而成。他们以临床外科各系统典型的专科疾病为线索，搜集围手术期护理案例，讲解、分析和总结了护理人员在临床护理中遇到的很多实际问题，并为这些问题提供了可靠的解决方法。每个案例的内容包括病例介绍、护理方案实施、相关知识学习及讨论等，内容具体、实用性强，语言浅显易懂。

本书在总结团队多年积累的实践经验的基础上，充分借鉴了国内外的最新研究进展，以促进护理人员切实运用和掌握临床护理知识，培养其观察和分析能力，提高其实践操作技能和实际工作能力。本书既可以作为外科围手术期护理的参考用书，又可以作为临床护理的教学用书。

在本书的编写、审定和出版过程中，得到了浙江大学出版社的大力支持，在此表示衷心的感谢。编写时间仓促，书中难免有疏漏与不妥之处，敬请读者予以批评与指正。

编者

2021年12月

目 录

1

案例一 甲状腺癌围手术期护理

患者戴某,女,53岁,发现甲状腺结节5年余。病程中自觉肿物大小无变化。今来我院就诊,复查颈部B超示:甲状腺弥漫性病变,桥本甲状腺炎可能;左侧甲状腺结节,建议行甲状腺结节细针穿刺活检(fine needle aspiration,FNA);左侧颈部中央区淋巴结肿大。为求进一步治疗,门诊以"左侧甲状腺结节"收住入院。患者入院时无颈部疼痛,无声音嘶哑,无吞咽不适,饮水无呛咳。

既往史:10余年前因子宫肌瘤曾行"子宫切除术",否认其他疾病及过敏史。

个人史:否认吸烟、饮酒史。

患者完善术前各项检查及相关宣教,在全麻下行"全腔镜下经胸乳入路左侧甲状腺癌根治术"。术后全麻清醒后返回病房,带入颈部负压引流管一根从右乳晕引出,遵医嘱予以Ⅰ级护理、禁食6h后凉半流质、吸氧3升/min、去枕平卧6h、心电监护无创血压及氧饱和度监测。监测血压、脉搏、血氧饱和度q1/2h×4次后,改q2h,测成人早期预警评分q8h,备气管切开包,并予以止吐、补液等对症治疗。自诉切口针刺样疼痛,疼痛数字评分法

(numerical rating scale,NRS)评分为2分,巴塞尔(Barthel,BI)评分为轻度依赖,深静脉血栓(deep venous thrombosis,DVT)评分量表评分为11分,已汇报医生。术后诊断:左侧甲状腺癌。

一、定义

甲状腺癌是最常见的甲状腺恶性肿瘤,约占全身恶性肿瘤的1%,其中乳头状癌约占甲状腺癌的75%,预后较好。90%的甲状腺癌病理分型是分化型甲状腺癌(differentiated thyroid cancer,DTC)。手术切除是目前治疗甲状腺癌的主要手段。甲状腺癌的手术治疗方式主要有传统的开放手术和腔镜下手术。传统开放手术是甲状腺手术的主要手术方式,其适应证范围广泛。目前开放手术的切口常规选择胸骨柄上窝约2cm,沿皮纹方向横向低领状弧形切口。近年来,腔镜下手术以操作方便、切口隐蔽美观、创伤小、恢复快为优点,得到了迅速发展和广泛普及。

二、手术方式与麻醉方式

甲状腺癌常用的手术方式有传统开放手术、不同入路全腔镜手术(经胸乳入路、经腋窝入路、经口腔前庭入路),手术的麻醉方式均为全麻。

三、手术前护理

(一)心理调适

由于甲状腺的位置靠近血管、咽喉部,患者术前多数有恐惧心理。护理人员应适当地对患者进行心理疏导,以稳定其情绪。护理人员应主动与患者交流,介绍病房的一些情况;多和患者沟通,了解患者的想法;向患者介绍各种术前检查、术前准备的意义与注意事项,告知患者手术的重要性以及术后可能出现的并发症及应对措施,使患者事先有一定的心理准备,对手术及术后恢复建立充分的信心;消除患者的顾虑和恐惧心理,避免情绪激动,使其配合相关的检查、治疗、护理。同时,给患者创造安全舒适的环境,减少外部刺激,从而让患者顺利地接受手术。

(二)呼吸道准备

1.术前呼吸训练

(1)深呼吸训练:患者处于立位或者卧位,全神贯注集中精力,并保持神态自然,有效放松全身肌肉,然后缓慢深吸气直至最大肺容量后进行屏气。开始时,屏气时间一般为2~5s,之后逐渐延长至8~10s,再轻缓呼气,如此重复练习10~20次。

(2)咳嗽训练:指导患者深吸气屏气后,再适力咳嗽,完全打开声门,冲出气体以及痰液。同时,训练患者与相关陪护者学会用双手保护切口,从而减轻咳嗽诱发的疼痛感。以上呼吸训练需于术前每天早晚各进行1次,持续1周。

2.戒　烟

吸烟是发生术后并发症的危险因素,术前戒烟可降低术后肺部相关并发症包括肺部感染的发生风险。吸烟者呼吸道纤毛活性显著下降,可减弱纤毛对黏液的清除能力,影响排痰;同时,吸烟对伤口感染有间接或直接的作用。因此,当患者一入院,护士就应对患者进行戒烟教育,向患者耐心讲解吸烟的危害性及对治疗、术后康复的影响,并和家属一道帮助患者戒烟。护士向患者介绍一些方便、可行的戒烟方法,如多饮水或果汁,含无糖的润喉糖,多吃蔬菜、水果,多做运动等,帮助患者主动戒烟。

(三)术前体位锻炼

1.体位训练的重要性

甲状腺手术需要取颈过伸仰卧位,垫高肩背部,头后仰,使下颌、胸骨处于同一水平线,以利于充分暴露术野。如果患者术前缺乏有效的体位训练,术中耐受力下降,可因颈过伸体位压迫颈部神经、血管,使颈椎周围组织疲劳,进而导致患者在术中烦躁不安,既影响手术操作,又易误伤周围组织、神经及血管,导致严重并发症。因此,帮助患者练习颈部过伸位,以提高患者对手术体位的耐受性具有重要意义。

2.体位训练的方法

术前1周开始,指导并督促患者循序渐进地练习颈部过伸体位(图1-1)。患者取仰卧位,

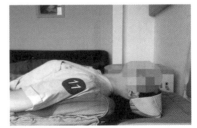

图1-1　颈部过伸体位

双肩垫20~30cm高软枕,暴露颈部,2次/天,持续30min左右,并逐渐延长时间至1~2h,训练时间应与进食时间间隔至少2h。同时,应根据患者的高矮胖瘦,以及是否有颈椎病等情况酌情增减训练时间。

(四)完善检查

协助患者做好术前检查及准确留取各种化验标本,如三大常规、肝肾功能、甲状腺功能、凝血功能、甲状腺彩超、喉镜、心电图、颈部CT等。询问患者有无药物过敏史,判断患者对手术的耐受程度。

(五)皮肤准备

1.甲状腺开放手术:皮肤准备范围为由下唇至乳头连线,两侧至斜方肌前缘。

2.甲状腺腔镜手术:备皮范围上至下唇,下至脐水平,左右超过腋中线(包括腋毛,男性患者刮胡须、胸毛)。

3.颈淋巴结根治清扫术:备皮范围为患侧自发际上3cm起,下至乳头连线,前过中线至对侧胸锁乳突肌后缘,后过中线,剪去腋毛。

(六)禁食禁饮

术前12h禁食,术前6h禁水。

(七)加强营养

给予患者高热量、高蛋白、高维生素、清淡易消化饮食,宜少量多餐,均衡进食,以增强营养,提高患者手术耐受力。

(八)睡　眠

术前晚保证患者充分的休息和睡眠,可给予患者镇静安眠类药物,保证患者身心处于最佳状态。

(九)床上小便训练

训练患者床上排小便,预防术后因不习惯床上排小便而引起尿潴留。指导患者仰卧屈膝抬臀,臀部离开床面10cm,可根据需要调整床头床尾的角度。术前3天开始训练卧床小便,每天2次。

(十)口腔护理

做好口腔护理保持患者口腔清洁。特别是经口腔前庭入路腔镜甲状腺手术,入院后需仔细评估患者的口腔情况,评估有无口腔溃疡、异味等。术前遵医嘱用漱口液漱口,3次/d,含漱,每次5~10min。护士每日评估及监督患者漱口。术前30min遵医嘱使用抗生素。

(十一)术前准备

手术前日洗澡,充分做好术前准备工作,包括皮试、术前指导、麻醉科会诊、备血、手术标识等。患者术晨换手术衣,接受必要的插胃管、尿管。床旁备吸氧装置、心电监护仪、气管切开包。

四、手术后护理

(一)体　位

术后患者取平卧位,头部偏向一侧,以防止呕吐及误吸。清醒后改半卧位,有利于呼吸、排痰,保持呼吸道通畅,防止肺炎及肺不张,且有利于渗出液的引流,促进伤口的愈合。

(二)饮　食

术后6h后可少量饮温凉开水,并逐步过渡到凉半流质饮食,避免过热饮食,以防止引起颈部血管扩张,增加出血风险。

(三)病情观察

1.根据医嘱进行心电监护,密切观察患者血压、脉搏、呼吸、体温的变化。

2.了解患者的发音、吞咽功能,观察有无声音嘶哑、呛咳、呼吸困难等症状。

3.做好伤口的观察和保护,观察伤口敷料有无渗血,颈周皮肤有无肿胀,皮下有无青紫,如有异常及时通知医生。

4.注意观察患者切口的出血情况。术后出血多发生于术后24～48h,主要是甲状腺血供丰富,腺体切除创面渗血所致。切口引流量不应超过100mL,引流管采用持续负压吸引。保持引流通畅,定期观察引流液的量及引流管是否保持负压状态,有利于清除皮下积气、积液。术后注意观察引流液的颜色、量及性质,每班观察并记录引流液的颜色、性质及量。同时要减少颈部活动,以减少手术部位的渗血。敷料渗湿或污染时,要及时更换,如发现引流量较多,引流速度过快,引流液颜色鲜红,引流量＞100mL,应立即汇报医生,及时处理。

5.对于接受甲状腺手术,尤其接受颈淋巴结清扫术的患者,床旁必须备气管切开包。原因如下:①甲状腺肿块较大、长期压迫气管的患者,术后可能出现气管软化而发生窒息,故术后应严密观察患者的呼吸情况,一旦出现窒息,需立即配合医生进行床旁抢救。②出现颈部血肿压迫气管时,立即配合医生床旁抢救,拆除切口缝线,清除血肿。

(四)口腔护理

经口腔前庭腔镜行甲状腺切除术者,因其Ⅰ类切口变为Ⅱ类切口,增加了感染的风险,故术后做好口腔护理对预防伤口感染有着重要的作用。术后5 d内,每次进食前后予以西吡氯铵漱口液漱口,告知患者口腔内分泌物要尽力吐出,避免口腔内切口感染。

(五)术后不适护理

1.术后疼痛

术后疼痛一般可耐受,24h后可逐渐缓解,不影响睡眠及进食。护士应向患者解释,术后疼痛是正常现象,疼痛轻者可暂不处理,对疼痛不能耐受者,予以镇痛剂,症状一般能缓解。

2.术后恶心、呕吐

术后呕吐多与麻醉药、插管刺激有关。应向患者解释说明发生恶心、呕吐的原因,消除其紧张情绪。呕吐次数少时可暂不处理,严重时可予以止吐药,可给予格雷司琼、甲氧氯普胺注射,并暂时禁食,静脉补液。嘱其头偏向一侧,防止呕吐物引起的窒息。

床旁常规备好吸引装置,患者呕吐时,注意避免误吸。

3.术后咳嗽咳痰

大部分患者术后可发生不同程度的咳嗽咳痰。术后清醒患者给予垫高枕头或被高坡半卧位,以利于呼吸和痰液的排出;鼓励患者排痰,指导患者咳嗽时双手轻轻按压伤口,防止伤口疼痛;静脉给予化痰药物,以利于痰液排出。必要时给予患者雾化吸入,或给予口服止咳化痰药物,稀释痰液,以利于排出痰液。

(六)并发症的观察及护理

1.呼吸困难和窒息

呼吸困难和窒息是甲状腺术后最危急的并发症,多发生在术后24~48h,可致患者死亡,多由于切口出血、喉头水肿、气管坍塌软化等原因引起。应严密监测患者有无颈部压迫感、呼吸困难、憋气、烦躁、汗多、心率增加等反应,一经发现,立即报告医生处理。

(1)切口内出血压迫气管,多数为保留甲状腺切面渗血,以及颈前肌群或软组织出血,偶尔为血管结扎线脱落所致。

(2)喉头水肿,主要是手术操作创伤或气管插管损伤所致。术前过量服用抗甲状腺药或合并有甲状腺功能减退者容易发生。

(3)术后气管塌陷是气管壁长期受压,导致气管发生软化所致。术前因有甲状腺的牵拉而使气管不塌陷;术后气管失去周围组织支撑,导致气管塌陷;同时由于上肺负压,加重气管塌陷。

(4)双侧喉返神经损伤,很少发生。双侧喉返神经后支损伤后,声带处于内收位,使声门关闭。

(5)气管痉挛,痰液堵塞。

2.喉返神经损伤

术后应注意观察患者说话、发音、饮水等情况,倾听患者的主诉。如有饮水呛咳、声调低沉或声音嘶哑,提示喉上或喉返神经损伤。主要是由手术操作时误伤所致,如切断、缝扎、钳夹或牵拉过度;少数是由血肿压迫或瘢痕组织的牵拉引起的,前者术中患者即可出现症状,后者在术后数天才出现症状。一侧喉返神经损伤引起声音嘶哑,可由健侧声带向患侧内收而好转,护士应做好患者心理护理,消除其紧张情绪。双侧喉返神经损伤可致失音、呼吸困难、窒息,多需气管切开。

3.喉上神经损伤

喉上神经多在结扎切断甲状腺上动静脉时受到损伤。损伤外支可使环甲肌瘫痪,引起声带松弛、声调降低;损伤内支,可使喉部黏膜感觉丧失,患者丧失喉部的反射性咳嗽,进食、饮水时易发生误咽呛咳。可对喉上神经损伤的患者进行饮食指导,协助患者坐起进食。患者宜进半流质、半固体食物,避免呛咳。神经损伤症状恢复需要较长时间,应做好患者及其家属的解释安慰工作。

4.手足抽搐

术中甲状旁腺的误切、挫伤或血液循环障碍,术后甲状旁腺激素分泌不足或缺乏,可导致患者发生手足抽搐。术后1~3d应特别注意观察患者有无面部、口唇周围或手、足针刺感、麻木感甚至强直感。严重者可有手足阵发性痛性痉挛。术后患者一旦出现手足抽搐,应立即监测血钙浓度,并给予钙剂治疗,同时应进食含钙高的食物,限制含磷高的食物。症状轻者,口服钙片和维生素D,每周测血钙一次,随时调整用药剂量;抽搐发作时,应立即静脉缓慢推注10%葡萄糖酸钙,以解除痉挛。做好安慰、解释工作,使患者能够积极主动配合治疗及护理工作。

5.腔镜手术相关并发症

(1)经胸乳入路腔镜下甲状腺手术并发症:

①CO_2相关并发症:腔镜手术均需用CO_2灌注以创造操作空间,CO_2灌注可导致高碳酸血症、皮下气肿、纵隔气肿等并发症。术中保持适当的CO_2灌注压可降低相关并发症发生率。术后应常规吸氧,观察有无皮下气肿、纵隔气肿和呼吸变化,必要时监测动脉血气。皮下气肿多可自行吸收。纵隔气肿引起呼吸困难严重时,应加大鼻导管氧气流量,行胸骨上窝穿刺或切开排气。

②皮下瘀斑积液:较大范围游离皮瓣可使患者术后出现皮下瘀斑积液、麻木不适感。皮下瘀斑多可自行消散,必要时可用先冷敷后热敷的方法进行处理。另外,需及时做好沟通解释工作,减轻患者的心理压力。

(2)经腋窝入路腔镜下甲状腺手术并发症:

①皮下软组织感染:由于该手术需要在患者腋窝、胸锁关节及颈前建立隧道,分离皮瓣时可能损伤皮下脂肪层,甚至损伤皮下小血管或真皮层,使皮肤的局部组织结构受到破坏,引起皮下

软组织感染。故皮肤的准备应注意细节,剔除腋毛、胸毛、胡须,注意清洁腋窝、颈部皱纹等部位。

(3)经口腔前庭腔镜下甲状腺手术并发症:

①切口感染:因切口位于口腔,由Ⅰ类切口变为Ⅱ类切口,故存在感染的可能。护士应密切观察口腔切口的愈合情况,若有红肿、疼痛、发热等感染征象,应立即通知医生给予相应处理。常规静滴抗生素,持续3d。

②唇周感觉异常:颏神经从颏孔发出后向后上行,支配面部表情肌;面动静脉和面神经分支都位于颈阔肌深面和面部表情肌前面。因此,经口腔前庭腔镜下甲状腺手术有可能损伤相关血管和神经,引起口唇感觉异常和表情肌功能障碍。术后需观察患者有无张口困难,有无口腔感觉异常。术后口服甲钴胺片,以预防唇周感觉异常。

③口腔相关并发症:术后密切观察患者的言语,观察有无发音困难、咀嚼功能障碍,以及吞咽功能障碍,观察有无张口困难、口腔感觉异常等。

(六)淋巴漏的预防

在正常情况下,引流管内引流液多为血性,48h内逐渐变为淡黄色清亮液体,且引流量逐渐减少。颈部淋巴漏表现为引流管内引出淡黄色稍浑浊引流液,且引流液的量无减少趋势,每天引流量少则数十毫升,多则数百毫升,可引起严重的电解质紊乱。多数患者在开始进食后发现,而是否为乳糜漏取决于饮食中脂肪的含量。护理方法:①术后应注意观察引流液的颜色、性质及引流量,发现异常及时通知医生采取相应措施。②由于体力运动或静脉压升高时淋巴液生成增快,所以术中嘱患者取半卧位,抬高头部,以促进静脉回流。

(七)预防深静脉血栓

恶性肿瘤患者发生DVT的危险性比一般患者高4~7倍。术后需密切观察病情,评估患者情况,积极采取预防措施,以减少DVT的危险因素,有效预防DVT的发生。

1.直腿抬高:下肢伸直,抬起大约45°,维持3~5s后放下来,8~10次/组,3~4组/d。

2.踝泵运动(图1-2):脚背向上翘起,感觉到大腿用力,维持3~5s后放松2~3s,重复8~10次为一组,3~4组/d。以踝关节为中心,做跖屈、内翻、背伸、外翻的360°"旋转"运动。

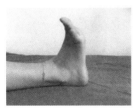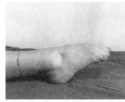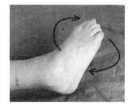

图1-2　踝泵运动

(八)术后颈部功能锻炼

1.术后早期(1~3d内)

(1)患者返回病房,保持头颈部舒适体位,避免剧烈转动颈部,6h后取半卧位,鼓励患者尽早进食。除三餐外,嘱患者做吞咽动作,每日5~6次,每次10min。

(2)术后第2天可离床活动。从床上坐起或弯曲颈部、移动颈部时,右手支撑在床边,以右手为支撑点,左手托在枕后,缓慢坐起,颈部不要过度前屈或后仰,尽量保持不动。

2.术后中期(第1~3周)

(1)术后1周内改变体位时,应保持颈、躯干同时转动。坐位或站立位时,双手叉腰或自然下垂。

(2)左右屈颈:头缓慢侧向患侧,停顿数秒,恢复中立位,然后缓慢偏向健侧,停顿数秒,恢复中立位,重复5~10次。分别于早、中、晚各进行1次。

(3)颈部旋转:头部向左旋转90°,恢复中立位,然后向右旋转90°,恢复中立位,开始时幅度宜小,以不感到伤口疼痛为宜,逐渐加大幅度。

(4)肩关节旋转:患者坐直,将双手放于胸前,肘关节成直角,肘向后外展,肩向后旋转,然后恢复原位。

(5)耸肩动作:患侧或双侧肩关节绕关节盂做耸肩动作,依次进行肩关节后位、前位、外侧位3方位活动。左右侧肩关节交替进行。

(6)术后2周内避免体力劳动,禁止搬重物,搬重物会加重颈部负担。

3.术后后期(第3周后)

扩胸伸展运动:双手向上屈曲,轻抚同侧肩关节,同时向后扩展旋转,开始时每天3次,然后逐渐增加次数。

注意:术后1个月内避免剧烈的抬头动作,以免引起手术瘢痕牵拉增生。术后头颈部活动不便,应谨慎驾驶。术后1个月,即可恢复正常的头颈部运动。出院后,功能锻炼至少应坚持3个月,并在出院后参加日常活动,达到功能的恢复。

(九)术后用药

分化性甲状腺癌术后需行促甲状腺激素(TSH)抑制治疗,将TSH水平控制在正常值低限,以降低甲状腺癌的复发率、转移率,提高患者生活质量。一般服用的药物为优甲乐(左甲状腺素钠)。优甲乐需要清晨空腹服用,早餐前20～30min服药最佳。具体的用药剂量因人而异,需要根据手术的切除范围、患者的体重、患者血清中的促甲状腺激素(TSH)水平来确定。医生根据患者的甲状腺功能检查结果来对药物的用量进行调整。

服用优甲乐应注意如下几点。

1.不可随意停药或改变药物剂量。

2.服药过程中出现心律失常(如心动过速)、多汗、兴奋及体重明显减轻等,提示药物剂量过大,应及时就医调整。

3.应慎用安眠药、镇静药、止痛药、麻醉药。

5.避免感染和创伤,注意保暖,发生应激情况时酌情加药。

6.服用优甲乐与其他药物或食物的间隔时间:与维生素、补品间隔1h;与含铁、含钙药物或食物间隔2h;与豆类、奶类间隔4h;与考来烯胺、降脂树脂间隔12h。

五、出院护理 》

(一)饮食护理

1.保证蛋白质的充足供给:蛋白质供给量每天每千克体重至少需要1.5g,并保证优质蛋白质的摄入量占总蛋白摄入量的50%以上。

2.充足的维生素供给:B族维生素、维生素D是保证肠道对钙、磷吸收的主要物质,需重点补充,还应补充维生素A和维生素C。

3.适当地摄入钙、磷:为了避免骨质疏松症,应视情况增加钙、磷的摄入量。

4.忌食富含碘的食物和药物:如海带、紫菜、发菜、淡菜、干贝、蛏、海蜇、海参、龙虾、带鱼、鲐鱼、鱼肚、蚶、蛤、甲鱼。对于各种含碘的造影剂也应慎用。

5.饮食注意事项:少食多餐,切不可暴饮暴食。忌辛辣食物,如辣椒、生姜。忌烟酒,忌咖啡、浓茶等饮料。

(二)复 查

1.术后随访时间

甲状腺术后复查时间一般为术后1个月(自手术日期算起,前后尽量不要超过1周),术后3个月,逐渐过渡到半年一次,1年一次,最后每2~3年一次。指导患者定期复诊,甲状腺癌术后随访期限应坚持10年以上。

2.复查内容

甲状腺癌术后常规复查FT$_3$、FT$_4$、TSH、Tg,必要时行甲状腺彩超、核素扫描及CT检查。

(三)后续治疗

1.告知患者应遵医嘱终身采用甲状腺制剂替代疗法,出院后按医嘱口服甲状腺素制剂,以预防复发。

2.术后需加行^{131}I放疗者,应遵遗嘱按时进行。在实施手术后不能彻底地切除肿瘤部分患者,或已经发生转移的患者,可采用口服^{131}I。大多数含碘的药物、食物以及影响甲状腺功能的药物可改变甲状腺摄取^{131}I的功能,故服药前应停止食用或服用此类食物、药物4~6周,如海带、紫菜等海产品,碘化物、复方碘溶液、优甲乐等药物,部分中草药如昆布、贝母、牛蒡子等。

3.教会患者自行检查颈部。若出现颈部肿块或淋巴结肿大等,及时就诊。

4.在甲状腺手术后,保持精神愉悦很重要,避免忧郁、恼怒或者忧愁思虑过度,以免诱发或加重病情。

参考文献

[1]马玉华.经口腔前庭腔镜甲状腺切除术围手术期护理[J].护士进修杂志,2016,31(8):724-726.

[2]周萍.甲状腺癌围手术期护理[J].医药前沿,2013(32):323.

[3]孙丹.全甲状腺切除及颈淋巴结清扫术围术期的护理[J].中国药物经济学,2014(z1):316-317.

[4]李惠霞.恶性肿瘤患者术后深静脉血栓危险因素及预防措施的研究进展[J].护士进修杂志,2017,32(11):1008-1010.

[5]金娜.甲状腺癌颈淋巴结清扫术后饮食护理体会[J].转化医学电子杂志,2018,5(11):27-28.

（孙霖淳）

案例二 乳腺癌改良根治术围手术期护理

患者王某,女,44岁,发现左侧乳腺肿块1个月。B超示:左乳实质性占位伴钙化,考虑乳腺癌可能;乳腺影像报告和数据系统(BI-RADS)分级中4C;左腋下多发淋巴结肿大。为求进一步治疗,门诊以"左乳肿瘤"收住入院。入院时体格检查:双乳对称,左侧乳腺外上象限距离乳头2.0cm可触及一4.5cm×4.0cm肿块,质硬,边界欠光滑,界限欠清,无压痛,酒窝征阴性,橘皮征阴性。右乳未及明显肿块。

既往史:既往体健,否认重要脏器疾病史,否认传染病史,否认手术史等。

个人史:长期居住于本地,无外地久居史;否认化学性物质、粉尘、放射性物质、有毒物质接触史;否认疫区、疫情、疫水接触史;否认吸烟、饮酒史等。

患者完善术前各项检查及相关宣教,在全麻下行"左乳腺癌改良根治术"。术后回病房时,患者全麻已醒,神志清,情绪稳定,带回左胸壁及左腋下负压引流管两条。遵医嘱予以Ⅰ级护理、禁食、双鼻导管吸氧、持续心电监护,并予以止血、补液等治疗。术后切口敷料一体式弹力绷带包扎。自诉切口持续钝痛，NRS评分为3分，Barthel评分为重度依赖，DVT评分为13分，已汇报医生。术中冰冻切片病理示：（左乳肿块）浸润性癌，（左前哨淋巴结）淋巴结4/6枚见癌转移。术后诊断：（左）乳腺癌。

一、定 义

乳腺癌的手术适应证为TNM分期为0、Ⅰ、Ⅱ期和部分Ⅲ期的患者，根据病理分型、疾病分期及辅助治疗的条件综合确定。乳腺癌改良根治术适用于Ⅰ、Ⅱ期乳腺癌患者，是目前常用的手术方式。对于肿瘤较大或者有区域淋巴结转移的部分Ⅲ期患者，可先行新辅助化疗，改变分期，再行手术治疗。

二、手术方式与麻醉方式

乳腺癌的手术方式有乳腺癌根治术、乳腺癌扩大根治术、乳腺癌改良根治术、全乳房切除术、保留乳房的乳腺癌切除术。这5种手术方式均属于治疗性手术。手术的麻醉方式均为全麻。

三、手术前护理

（一）心理调适

乳腺癌患者除了要面对恶性肿瘤对生命的威胁、不确定的疾病预后问题，还需要面对乳房缺失导致外形受损、婚姻生活可能受到影响的问题。护理人员应告知患者术后乳房重建的可能，做好患者及其家属的心理疏导,取得家属的理解、关心和支持,使患者保持情绪稳定,以积极乐观的态度接受治疗。

(二)戒　烟

对吸烟患者做好戒烟宣教。

(三)呼吸功能训练和有效咳嗽咳痰

全麻手术后,患者易发生肺部并发症。正确地深呼吸,有效的咳嗽咳痰能够降低改善呼吸功能,降低患者全麻手术后肺部并发症的发生率。

1.呼吸功能训练

患者取仰卧位、半卧位或半坐卧位,两膝轻轻弯曲,放松腹肌,双手分别置于胸部和腹部。一手放在胸骨柄部位,控制胸部起伏,另一手放在脐部,感觉腹部隆起程度,在呼气时用力向上向内推压,帮助腹肌收缩。深吸气时腹部慢慢凸起至不能再吸入气体,憋气约2s,然后缩唇慢慢呼气至腹部凹陷,呼气时间是吸气时间的2倍。

2.有效咳嗽咳痰

自行咳嗽咳痰是最有效咳嗽咳痰方法,可以排出呼吸道深部的痰液。教会患者"咳痰三部曲":深吸气后轻轻咳嗽使痰液松动——稍用力咳嗽使痰液运行到上呼吸道,伸舌张口使声门开放——用力咳嗽,排出痰液。

(三)饮食指导

指导患者术前饮食。快速康复理念提倡无胃肠道功能障碍的患者术前6h禁食固体食物,术前2h禁食流质食物。乳腺癌手术前具体的禁食、禁饮时间应遵医嘱施行。如为接台手术,则确切的手术时间较难确定。为防止禁食时间较长引发低血糖,可遵医嘱为患者静脉输注葡萄糖,防止低血糖的发生,确保手术安全进行。

(四)皮肤准备

局部皮肤有溃疡者,需及时换药,术前3d每日换药2次,必要时遵医嘱应用抗生素控制感染。乳头凹陷者应清洁局部。术前协助患者清洁手术野的皮肤,去除手术侧腋毛。研究表明,深度清洁有助于预防术后切口感染。

(五)妊娠期和哺乳期患者

妊娠期乳腺癌患者手术治疗的原则与非妊娠期乳腺癌患者相同。全身麻醉可能导致流产或早产,这是对胎儿最大的威胁,使用宫缩抑制剂可有效预防流产或早产。通过多学科合作,根据胎儿的发育情况、患者的意愿等综合因素,对母胎个体化风险和收益进行详细评估,制订契合的手术及综合治疗方案。

哺乳期发生乳腺癌的患者应立即停止哺乳,以减轻激素的作用。患者可采用中西医结合的方法进行回乳,终止乳汁的分泌。

(六)睡　眠

手术前晚放松心情,保证充足的睡眠,必要时遵医嘱服用助睡眠的药物。偶尔、少量服用镇静安眠药物不会导致上瘾,是相对安全的。

(七)床上大小便训练

患者术后需短时间在床上大小便。故术前患者需练习在床上大小便,这样可避免因习惯的改变而造成便秘和尿潴留。

(八)避开月经期

月经期血液不易凝固,且乳腺癌手术创伤范围广、出血多,因此术中及术后患者均有一定风险。因此,医生会根据患者的月经周期选择最佳的手术时期实施手术。

(九)术前准备

1.手术当天,患者可照常洗漱,更换清洁病员服。擦拭时,不要擦掉皮肤的定位标志。脱去内衣裤和袜子。

2.取下所有饰品、活动性假牙、隐形眼镜等。

3.确认无月经来潮。

4.由护士测量体温、脉搏、呼吸和血压,以确保手术的安全性。

5.常规服用降压药的患者,可遵医嘱按时服药(仅吞服一小口水);常规注射胰岛素的患者,手术日早晨停止胰岛素注射1次。

6.根据手术需求备好病历、钼靶片、一体式压力绷带等用物,并做好术前交接工作。

四、手术后护理

(一)卧　位

回病房后取抬高床头20°～30°低枕平卧位,该体位较传统的去枕平卧位更为舒适,可有效缓解乳腺癌患者颈、腰、背部肌肉的紧张感,有利于呼吸和引流。术后6h,如患者生命体征平稳即可取半坐卧位。

(二)康复锻炼

1.床上锻炼

术后早期进行床上锻炼,可以促进肠道功能的恢复,预防肌肉萎缩及下肢静脉血栓的发生,有利于患者的康复。

床上锻炼的具体内容如下。

(1)直腿抬高:下肢伸直,抬起约45°,维持3~5s后放下来,8~10次/组,3~4组/d。

(2)踝泵运动(图2-1):脚背向上翘起,感觉到大腿用力,维持3~5s后放松2~3s,重复8~10次为1组,3~4组/d。以踝关节为中心,做跖屈、内翻、背伸、外翻的360°"旋转"运动。

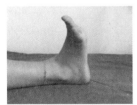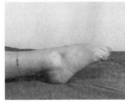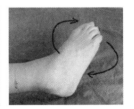

图2-1 踝泵运动

2.下床活动

术后早期下床活动有利于肺功能的康复及舒适度的提升,亦可促进全身状况的改善。通过实施早期下床活动,可以降低肺部感染及术后肺部并发症的发生率,促进血液循环和代谢,降低静脉血栓等情况发生率。术后血压、呼吸、脉搏等平稳,病情无特殊变化的患者,可在手术次日下床活动。患者可先进行床边站立及踏步训练,在家属的帮助下坐在床边,然后缓慢扶起站立,进行原地踏步训练。训练计划应循序渐进、量力而行。活动期间,应妥善保护引流管,避免引流管脱出。起身下床时遵守"三部曲",即平躺30s,坐起30s,站立30s,再行走。在下床活动时,要注意保暖,避免着凉,防止发生肺部并发症。活动过程中,若出现胸闷、气促、头晕、心动过速、心悸、出汗、脸色苍白等应立即停止活动。

3.患侧上肢功能锻炼

术后早期进行患侧上肢的功能锻炼,有利于上肢静脉和淋巴液的回流以及引流液的流出,促进术后上肢肿胀的消退;同时可增强上肢肌肉力量,防止和松解肌肉粘连,最大限度地恢复肩关节的活动范围,避免和减少术后残疾。

(1)术后24h内:活动手指和腕部,可做伸指、握拳屈腕等锻炼。

(2)术后1~3d:用健侧上肢或在家属协助下进行屈肘、伸臂锻炼,逐渐过渡到肩关节小范围前屈、后伸活动。利用肌肉泵作用促进血液和淋巴的循环。

(3)术后4~7d:用患侧手洗脸、刷牙、进食等,并做以患侧手触摸对侧肩部及同侧耳朵的锻炼。

(4)术后1周:开始活动肩关节,以肩部为中心,前后摆臂。

(5)术后10d:循序渐进地做抬高患侧上肢(屈伸患侧的肘关节,将手掌置于对侧肩部直至患侧肘关节与肩平)、手指爬墙(直至患侧手指高举过头)、梳头(以患侧手越过头顶梳对侧头发、扪对侧耳朵)等锻炼(图2-2)。

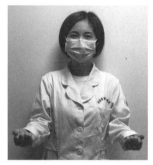 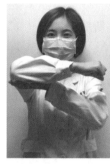 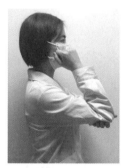

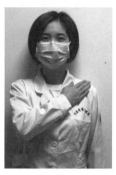 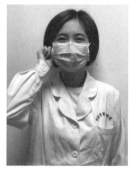 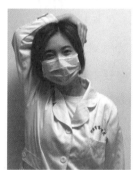

图2-2　患肢功能锻炼

功能锻炼的注意事项如下。

(1)功能锻炼需循序渐进,不要过急;量力而行,避免过劳;防止活动过度造成损伤。不要以患侧肢体支撑身体,以防皮瓣移动而影响愈合。

(2)掌握患者的病情,如有皮瓣愈合不佳、皮下积液、引流量较多的情况,锻炼时间需延后,锻炼强度需降低。

(3)每天锻炼3~4次,每次10~15min。按时、准确地进行功能锻炼,既要防止动作过大、过猛影响伤口愈合,又要注意动作不能过小,以免影响训练效果。

(4)注意观察功能锻炼的效果,有无不良反应,以活动后不引起疲劳、疼痛为宜。

(三)翻　身

术后卧床期间,每2h翻身1次,保持床单位清洁、干燥,防止压红、压破皮肤。侧卧位时,宜朝向健侧,避免患侧引流管受压。

(四)切口护理

术后伤口需加压包扎7~10d。包扎需松紧适宜,若包扎过松,则皮瓣不能很好地和胸壁贴合;若包扎过紧,会使皮瓣过度受压,影响其血供,导致皮瓣坏死,还可能会导致出现胸壁压迫感。

如患者感到呼吸困难,应及时告知医护人员调整胸带的松紧度。最新研究表明,术后使用一体式压力绷带(图2-3)加压包扎更简单、快捷、有效,患者的舒适度也有很大的提升。一体式压力绷带强制地使皮瓣与胸壁处

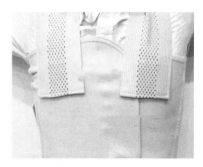

图2-3　一体式压力绷带

于固定状态,保证皮瓣与胸壁的紧密贴合,预防创面渗血渗液,消除无效腔,且不会加重皮瓣血运不良的现象。一体式压力绷带的

松紧带可以根据需要调节。若患者有手指发麻、皮肤发绀、皮温下降、动脉搏动不能扪及等情况,则提示腋窝部血管受压,应及时告知医护人员,勿自行调节。

(五)导管护理

1.胸壁及腋下负压引流管

胸壁及腋下负压引流管是乳腺癌改良根治术后最常见的留置管路。置管期间应保持导管固定妥善、通畅,不要自行挤压,扭曲引流管。同时,在床上活动时,要避免牵拉引流管,防止引流管扭曲移位或脱落。

(1)胸壁及腋窝引流管放置目的:及时、有效地引流出残腔内的积液、积血,并使皮肤紧贴胸壁,避免产生切口内无效腔;同时,放置引流管有利于促进皮瓣以及术后伤口的愈合。

(2)胸壁及腋下负压引流管留置期间:

①保持有效的负压吸引,真空负压引流瓶的绿色压力阀应始终处于压缩状态(图2-4)。如压力阀有回弹,说明真空负压瓶内负压不够,存在导管管路漏气的可能,请及时告知医护人员进行处理(图2-5)。

②妥善放置引流管,防止管子受压、打折、扭曲、牵拉。

③卧床时,引流瓶悬挂于床旁,起床时固定于腰带,活动时请使用拎环,勿直接提拉引流管。

④术后1~2d,每日引流血性液体50~200mL,以后颜色逐渐变淡、量变少。引流液的量及颜色明显改变时,请及时告知医护

人员。因腋窝残腔大于胸壁残腔,所以通常腋下引流管的引流量要多于胸壁引流管的引流量。

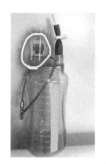 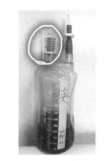

图 2-4　绿色压力阀处于压缩状态　　图 2-5　负压不够,需处理

(3)意外拔管的处理

①胸壁或者腋下引流管不慎滑出切口时,请立即按紧引流管口周围皮肤,同时呼叫医护人员。

②胸壁或者腋下引流管从接口处脱开时,请立即反折引流管,然后呼叫医护人员。

(4)胸壁及腋下负压引流管拔管

①拔管指征:医生会根据引流液的量、颜色、性质以及切口的愈合情况来决定拔管的时机。拔管的时机是引流液颜色转为淡黄色;每日引流量<10mL;创面愈合好,手指按压切口周围皮肤无空虚感。置管时间一般为7d左右。高龄、肥胖、高血压、糖尿病患者可延长术后置管时间。

②拔管后注意事项:观察拔管处有无渗液、渗血,有无皮下积

液等情况。如在拔管后有局部胀痛不适,或者在切口周围触及皮下波动感,请及时告知医护人员。

2.深静脉导管

双侧乳腺癌患者术中会留置深静脉导管,供术中、术后用药和补液,一般为颈内静脉置管。置管期间,导管要妥善固定,正确封管,标准维护,避免引起机械性静脉炎、导管相关性血栓、管道阻塞等并发症。如穿刺处有红、肿、热、痛,导管敷贴有卷边现象,请告知护士。

3.导尿管

因麻醉和体位的原因,部分患者在手术和术后短期内不能自行排尿,需留置导尿。活动时,应先妥善安置尿管及尿袋的位置,防止过度牵拉引起尿道撕拉伤。尿袋勿提拉过高,防止尿袋内的尿液反流,导致尿路感染。尿液颜色如有异常,应及时告知医护人员。患者完全清醒时,可间断夹闭导尿管。当患者有尿意时,告知护士,开放导尿管,排出小便,以此锻炼患者的排尿反射。一般术后次日即可拔除导尿管。

(六)饮食营养

快速康复理念建议,乳腺癌患者麻醉清醒后3h,若无恶心、呕吐不适,可口服少量清流饮食,6h后可进半流质食物,1~2次半流质饮食后,可进普食。

(七)并发症观察

1.术后出血

术后出血为乳腺癌手术早期并发症。

(1)患者有头晕、恶心、胸闷等不适感,伴局部胀痛。出血严重者有休克症状,表现为面色苍白、心率加快、血压下降、血红蛋白下降等。

(2)背阔肌前缘和胸大肌外缘间凹陷消失,包扎外围皮肤可见青紫瘀斑、局部平缓隆起,皮肤硬度、韧度增加。

(3)引流管持续引流出新鲜的血性液体,流速快,引流量多。

(4)皮下穿刺可抽出血性液体。

(5)拆除少许缝线后,可见明显血凝块。

出血量多或怀疑有大量血凝块时,需打开切口,清除血凝块并止血,冲洗伤口,重置引流管。若为少量出血,只需重新加压包扎。患侧肢体需制动24h,勿做外展动作。皮下瘀斑范围与出血量有关,可逐渐消退。

2.患侧上肢肿胀

患侧上肢肿胀是乳腺癌改良根治术后较易出现的并发症,表现为患侧上肢出现不同程度的肿胀及疼痛。

(1)避免损伤:不在患侧上肢测血压、抽血以及做静脉或者皮下注射,避免患肢过度负重。

(2)保护患侧上肢:平卧时,患肢下方垫枕抬高10°~15°;半卧位时屈肘90°,放置胸腹部;下床活动时,用吊带或者健侧手将患肢高于胸前,他人搀扶时,搀扶健侧;避免患肢下垂过久。

(3)促进肿胀消退:在护士的指导下,可进行向心性的按摩,进行正确的功能锻炼。肿胀严重的,可用弹力手臂套加压包扎。

3.皮下积液

皮下积液是乳腺癌改良根治术后另一常见并发症,一般多发生在拔除引流管后,液体积聚在皮瓣与胸部间,或腋窝下。积液量少时,可无任何症状;积液量多时,患者常会感到胀痛。检查时可见局部大范围的皮肤隆起,触之皮肤有漂浮感或波动感。若皮下积液量多,需在严格消毒后抽液并局部加压包扎。

五、出院护理

(一)饮 食

饮食原则是以正常均衡饮食为主,确保食物多样化,低脂高蛋白,足量的蔬菜,适量的维生素和矿物质。进食需做到定时、定量;合理进补,提高免疫力;多用蒸、炖、煮等方法烹饪食物,尽量少吃油炸、油煎食物。如患者伴有高血压、高血脂、糖尿病等疾病,则需在相关医师指导下合理饮食。

(二)伤口换药

乳腺癌手术属无菌手术,频繁换药、刺激切口不利于切口愈合。第1次换药在术后第2天,之后视切口愈合情况,每隔2~3d换一次药,14d左右最后一次换药并拆线。如切口敷料有明显渗血、渗液时,应立即更换。

(三)复　查

医生将根据切口愈合情况来决定是否拆线。乳腺癌复发转移在术后2年内最为常见,复发转移的概率与术后时间呈反比。因此,手术后2年内,每3个月复查一次;第3～5年,每半年复查一次;以后每年复查一次,直至终身。术后5年内避免怀孕,防止乳腺癌复发。

(四)后续治疗

需进行放射治疗或化学治疗的患者,出院后应遵医嘱定时来院进行放化疗。如果身体条件允许,通常术后10～12d开始第1次化疗。需行乳房Ⅱ期重建的患者,应遵医嘱来院进行后续治疗。

参考文献

[1]江滢莉,梁继娟,周丽华,等.影响老年肺癌术后患者有效咳嗽的原因及对策[J].现代临床护理,2016,6(1):57-59.

[2]陈娜,李雷,刘俊涛,等.妊娠期乳腺癌12例诊治分析[J].中华围产医学杂志,2016,19(8):581-585.

[3]王富文,傅少梅,金玉春,等.妊娠期乳腺癌临床诊治回顾性分析[J].中华外科杂志,2018,56(2):114-117.

[4]王丽丽,杨汝莹.乳腺癌根治术后伤口使用胸带与传统弹力绷带包扎的临床效果观察[J].中国实用医药,2019,14(14):35-36.

[5]林小霞,夏丽婷,韦轲,等.快速康复外科和营养风险筛查在乳腺癌围手术期的应用[J].中国现代医学杂志,2019,29(12):73-77.

（柴雷明）

案例三—|肺癌切除术围手术期护理

患者张某,男,55岁,体检发现右肺结节1周。CT示:右肺上叶磨玻璃样结节。今为求进一步治疗,门诊拟"右肺结节"收住入院。入院时无胸闷气促、咳嗽咳痰等不适。否认高血压、糖尿病、心脏病等病史,有吸烟史30年,每天20支,已戒2天,无饮酒史,无过敏史及家族遗传史。

完善术前各项检查及相关宣教后,患者在全麻下行"胸腔镜下左肺上叶切除＋淋巴结清扫术"。全麻清醒后转回胸外科,患者神志清,带回上下胸腔闭式引流管(简称胸管)、深静脉置管、留置导尿各1根,以及患者自控镇痛(patient controlled analgesia,PCA)。右侧颈内静脉置管1根,置管深度13cm。左侧上下胸管引流均通畅,上胸管接胸瓶,置入胸腔13cm,水柱波动存在,咳嗽时有气泡逸出;下胸管接引流袋,置入胸腔13cm,固定好,上下胸管均引流出血性液体。遵医嘱予以Ⅰ级护理、禁食、鼻导管吸氧3L/min、心电监护、监测血氧饱和度,并予以抗炎、止血、补液等对症治疗,PCA 2mL/h维持,以及酮咯酸氨丁三醇针静脉滴注联合止痛治疗。无恶心、头晕,留置导尿通畅,尿色清。心电监护示:

心律齐。压疮评分为17分,存在高危压疮风险,加强翻身;Barthel评分为25分,为重度依赖;DVT评分为15分,为高风险。通知医生,协助做好生活护理;鼓励其多做踝泵运动,穿弹力袜,以预防深静脉血栓的发生。术中冰冻病理报告示:左肺上叶浸润性腺癌。术后诊断:左肺癌。术后第1天,患者咳嗽时左上胸管接胸瓶内即有气泡逸出,左胸部有少量皮下气肿可触及;术后第3天,患者咳嗽时左上胸管偶有气泡逸出,左胸部皮下气肿已吸收;术后第4天,患者咳嗽时左上胸瓶内未见气泡逸出。

一、定 义

肺癌多数起源于支气管黏膜上皮,因此也称支气管肺癌,是临床上较为常见的一种呼吸系统恶性肿瘤,主要表现为咳嗽、咯血、呼吸困难等。近年来,由于生活方式以及生活环境的变化,该病的发病率呈逐年上升趋势,且死亡率较高,对患者的身体健康及生命安全具有较大的威胁。肺癌发病年龄大多在40岁以上,以男性多见,男女之比约(3~5):1。但近年来,女性肺癌的发病率也明显增加。

二、病 因

肺癌的病因尚不完全明确,现认为与下列因素有关。

1.长期大量吸烟

目前认为,吸烟是肺癌的最重要的高危因素。烟草中有超过

3000种化学物质,其中多链芳香烃类化合物(如苯并芘)和亚硝胺均有很强的致癌活性。多链芳香烃类化合物和亚硝胺可通过多种机制导致支气管上皮细胞DNA损伤,使得癌基因(如Ras基因)激活和抑癌基因(如p53、FHIT基因等)失活,进而引起细胞的转化,最终癌变。

2.职业和环境接触

约10%的肺癌患者有环境和职业接触史。现已证明,以下9种职业环境致癌物可增加肺癌的发生率:铝制品的副产品、石棉、砷、铬化合物、二氯甲醚、焦炭炉、芥子气、含镍的杂质、氯乙烯。长期接触铍、镉、硅、福尔马林等物质,也会增加肺癌的发病率。空气污染,特别是工业废气均能引发肺癌。

3.电离辐射

肺是对放射线较为敏感的器官。电离辐射导致肺癌的最初证据来自施尼贝格·若阿基莫夫矿山的资料,该矿内空气中氡及其子体浓度高,诱发的多是支气管的小细胞癌。

4.其　他

免疫状态、代谢活动、遗传因素、肺部慢性感染、基因突变等,也可能对肺癌的发生产生影响。

三、临床表现

肺癌的临床表现比较复杂,症状和体征的有无、轻重以及出现的早晚,取决于肿瘤的发生部位、病理类型、有无转移、有无并发症,以及患者的反应和对疾病的耐受程度。

1.早期表现

肺癌早期患者可出现刺激性咳嗽、血性痰,痰中带血点、血丝或断续地少量咯血;胸闷、气促、胸痛、发热、哮鸣等症状。

2.晚期表现

肺癌晚期患者,除食欲减退、体重减轻、乏力等全身症状外,可出现癌肿压迫、侵犯邻近器官、组织或发生远处转移时的征象,如同侧膈肌麻痹、声音嘶哑、上腔静脉综合征、胸膜腔积液、吞咽困难、持续性剧烈胸痛等。

少数患者可出现非转移性的全身症状,如骨关节病综合征、重症肌无力、男性乳腺增大、多发性肌肉神经痛等。

四、治疗原则

肺癌的治疗包括手术治疗、化学治疗、放射治疗、中医药治疗及免疫治疗,其中手术治疗是肺癌的首选治疗方法,也是唯一能治愈肺癌的方法。手术切除的原则为:彻底切除原发灶和胸腔内有可能转移的淋巴结,且尽可能保留正常的肺组织,全肺切除术宜慎重。

五、手术前护理

(一)心理护理

肺癌手术后,患者肺功能损伤大,患者多有焦虑、恐惧和抑郁等心理应激反应,表现为忐忑不安、紧张焦虑,甚至失眠等。对于出现上述症状的患者,护士应予以重视。在患者入院后,护士热情接待,安慰患者,客观地向患者讲解治疗方案,介绍麻醉方法和手术医生的情况及手术成功的病例,稳定其情绪,使患者对手术治疗有正确的认识,增强患者的信心,努力配合医院治疗。

(二)术前准备

1.向患者说明戒烟、戒酒的必要性;术前进行呼吸功能锻炼,训练正确的咳嗽咳痰方法,以增加患者的肺活量,预防术后肺不张或肺部感染。术前加强营养,增强体质。

2.完善各项检查,行CT检查以确定病变部位,检查肺功能,测定血气分析;有合并症者,给予对症治疗,以改善患者全身营养状况。

3.嘱患者术前一晚进半流质食物,术前12h禁食,术前6h禁水。对失眠者,遵医嘱给予镇静安眠类药物。术晨测量患者生命体征、留置导尿管,术前30min遵医嘱应用抗生素。

(三)术前评估

术前评估的目的在于确定患者能否耐受手术和麻醉。术前评估的内容包括患者病史、体格检查、实验室检查与特殊检查的结果,以及患者各器官功能的全面评估,重点评估呼吸功能和循环系统。

（四）术前宣教

术前教会患者腹式深呼吸、有效咳嗽咳痰、踝泵运动。腹式深呼吸和有效的咳嗽咳痰可以改善患者的肺功能，增加呼吸肌力，有利于术后排痰，促进肺扩张，缩短胸管留置时间，减少术后并发症。踝泵运动可以促进下肢血液循环和淋巴回流，从而预防深静脉血栓。

1.腹式深呼吸

吸气时让腹部凸起，吐气时腹部凹入的呼吸法。初学者取坐位，双脚着地，身体稍前倾，也可取半卧位，两膝轻轻弯曲使腹肌松弛。手放在腹部，以感觉腹部隆起的程度。用鼻子缓慢吸气时，腹部鼓起，使放在腹部的手有向上抬起的感觉。呼气时，缩唇慢呼气，腹部凹陷，放在腹部的手有下降感（图3-1）。呼与吸时间之比为(2～3):1，呼吸频率为8～10次/min，每次锻炼3～5min，每天锻炼3～4次。

2.有效咳嗽咳痰

进行数次深而缓慢的腹式呼吸后，深吸一口气后屏气3～5s，身体前倾，进行2～3次短促而有力的咳嗽，张口咳出痰液。咳嗽时收缩腹肌，或用自己的手按压上腹部，帮助咳嗽。

3.踝泵运动

第一种适合老年体弱或无力的患者：取自觉舒适角度，即以踝泵训练时，每一个动作都不觉费力为准。踝关节跖屈约30°，背屈约20°，跖屈10s后再背屈10s，再做踝关节环绕动作10s，连续练习5~10min,如此为一组。平卧静息30min后,可继续以上运动,每天坚持做5组或以上。

第二种适合普通患者:即踝泵训练时,每一个动作尽最大力量完成。踝关节跖屈40°~50°,背屈20°~30°,跖屈10s后再背屈10s,再做踝关节环绕动作10s,连续练习10min后,如此为一组(图3-1)。平卧静息30min后,可继续以上运动,每天坚持做5组或以上。

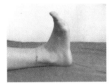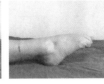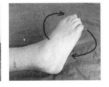

图3-1　踝泵运动

六、手术后护理

(一)体　位

回病房后,患者取低半卧位(床头摇高30°~45°),以利于呼吸和引流。6h后,可摇高床头,坐起。白天尽量摇高床头,坐着休息,避免长时间平卧,预防肺部感染等并发症。对于一侧全肺切除的患者,应禁止全侧卧位,可以采用1/4侧卧位或半坐卧位,防止纵隔移位,压迫健侧肺而导致呼吸、循环功能障碍。

(二)监测各项体征

术后需严密监测患者的心电图,定期测量患者的体温,观察心律、心率、血压等状况;还需严格控制患者的液体出入量,尽量避免因输液过快等造成静脉血栓。

(三)吸氧护理

密切观察患者的呼吸频率、幅度、节律,观察是否出现呼吸困难、发绀等状况。若出现上述状况,需及时予以吸氧处理,氧浓度控制在30%～40%,并根据患者的血气分析结果调整吸氧的时间及浓度。

(四)术后早期功能锻炼

1.握拳:双手用力握拳3～5s,双手张开,放松2～3s,如此8～10次为1组,3～4组/d。

2.直腿抬高:下肢伸直,抬起来约呈45°,保持3～5s后放下来,如此8～10次为1组,3～4组/d。

3.下床活动:术后血压、呼吸、脉搏等平稳,病情无特殊变化时,患者可在手术次日下床活动。可先进行床边站立及踏步训练,由家属协助患者坐在床边,然后缓慢扶起站立,进行原地踏步训练。训练时应循序渐进、量力而行。下床活动期间,应妥善保护引流管,避免引流管脱出。起身下床时,遵守"三部曲":即平躺30s,坐起30s,站立30s后再行走。在下床活动时,要注意保暖,避免着凉,防止发生肺部并发症。活动过程中,若出现胸闷、气促、头晕、心动过速、心悸、出汗、脸色苍白等情况时,应立即停止活动。

(五)咳痰护理

术后患者分泌物增多,容易造成痰液淤积。因此,医护人员需要告知患者采取舒适体位,以便痰液咳出。适当给予拍背,帮助患者排痰,避免患者痰液无法排出而造成窒息,必要时可采用挤压震颤胸部排痰的方法或者鼻导管或纤维支气管镜吸痰方法进行吸痰处理。

1.叩肺方法:患者坐起,单层衣服(或单层薄布)覆盖于胸背部,家属取空心掌,即手背隆起,手掌中空,手指弯曲,拇指紧靠食指(图3-3)。

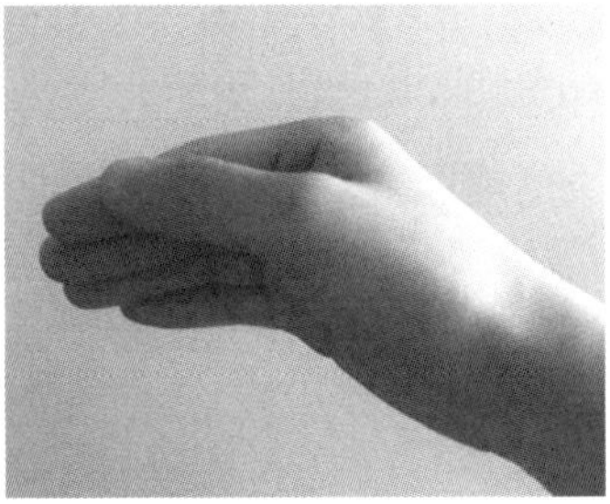

图3-2　空心掌

利用手腕力量从肺底自下而上、由外而内迅速而有节奏地叩击背部。每侧叩击1~3min,每分钟叩击120~180次(叩击时发出空而深的叩击音则手法正确)。叩击力量应适中,以患者不感到疼痛为宜。嘱患者边叩击,边咳嗽。

2.叩击时间:在雾化后进行叩击效果更佳,避免在血压、呼吸、脉搏等指标不稳定时或进食前后进行叩击。

3.禁止叩击的部位:禁止在脊柱、胸骨、切口上和胸腔引流管处,肾区、肝区、脾区、女性乳房以及直接在赤裸的皮肤上叩击。

(六)导管护理

主要为深静脉导管及胸腔引流管的护理。

1.深静脉导管

肺癌切除术后,最常见的置管位置是右侧颈内深静脉,其次为右侧锁骨下或腹股沟处深静脉。深静脉导管是在术中用于静脉补液及静脉麻醉的,术后带入病房用于静脉输液。置管期间,避免牵拉深静脉导管,防止拉出,敷贴通常1周更换1次。在更换后,可以用记号笔在敷贴上写明更换时间,方便查看。若出现敷贴翘起,需要通知护士及时更换。临床上常用以下2种方法(图3-3)固定导管,再用胶布加以固定。

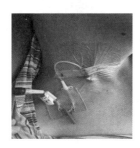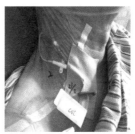

图3-3　2种深静脉导管固定方法

2.胸腔闭式引流管

临床进行胸腔镜手术后,通常会在患者体内安放胸腔闭式引流管,目的是引流胸膜腔内的积气和血液;重建胸膜腔负压,促进肺复张。目前,临床上常用的胸腔闭式引流装置有以下3种:单胸瓶、三胸瓶、引流袋(图3-4)。

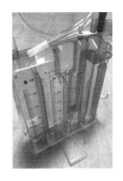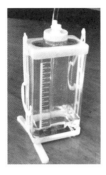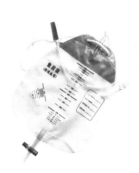

图3-4　胸腔闭式引流装置

3.护理要点

（1）当患者在使用胸腔闭式引流管时，应保持管道的密闭性。同时，在使用之前应检查引流瓶是否有破损，引流管连接处是否有脱落等情况，确保水封瓶的长玻璃管没入水中3～4cm并保持直立状态。

（2）严格遵守无菌原则，保持引流装置的无菌和胸壁引流口处敷料的清洁、干燥。若发现切口部位有渗液，及时告知其主治医师，并采取相应的处理措施。引流瓶的液面应该低于引流管口平面60～100cm，防止瓶内液体逆流进入胸膜腔。

（3）在进行护理过程中，应该注意保持引流管通畅，并观察水封瓶中的长玻璃管水柱波动的情况。一般正常情况下，水柱波动的范围为4～6cm。若波动不明显，可以让患者进行深呼吸或咳嗽后再进行后期观察。若出现引流不畅，可以挤压引流管（图3-5）或使用负压抽吸引流瓶中的短玻璃管，促使其通畅。

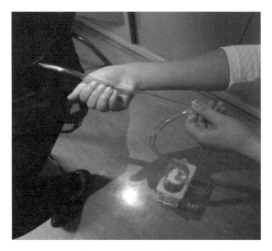

图3-5　胸管挤压手法

（4）护理人员定期观察引流液的量、颜色和性质。早期引流液通常为鲜红色，之后会转为暗红色，最后会逐渐转变为淡红或者是浅黄。

（5）患者在住院期间离床活动或进行特殊检查时，护理人员要保证引流管的安全和通畅。使用止血钳将引流管双向夹闭，避免空气进入；在放松止血钳前，先将引流瓶放置于低于患者胸壁引流口平面的位置。在整个活动过程中，护理人员要妥善固定引流管，防止引流管从胸腔滑脱，必要时可使用平车搬运患者做特殊检查。

（6）站立时，胸腔引流瓶位置勿高于膝盖以上。若患者坐轮椅活动，可将胸腔引流瓶置于两脚间固定，避免倾倒（图3-6）。

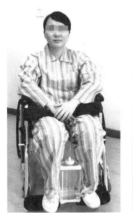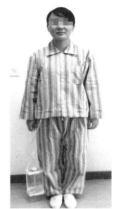

图3-6　胸瓶放置位置

（7）全肺切除术后,胸导管一般呈钳闭状态,以保证术后患侧胸腔内有一定的渗液,以减轻或纠正明显的纵隔移位。注意观察患者气管的位置,气管位置居中或偏向患侧的患者,应夹闭胸导管,偏向健侧的则应开放胸管。每次引流量一般不超200mL,引流速度宜慢,开放胸管时,应有医护人员在场。

4.胸管拔管

（1）拔管指征:医生会根据患者引流液的量、性质、是否漏气及其他全身情况来决定拔管的时机,胸片显示肺复张后可拔管。

（2）在拔管时,需要患者的配合。患者深吸气后屏气,医生在患者屏气时快速将导管拔出,之后患者即可正常呼吸。在深吸气末,气体进入胸腔,胸腔内负压消失,胸腔内压力与大气压相等,此时拔管,可以防止气体从胸管置管管口漏入胸腔,导致气胸。

（3）拔管后注意事项：注意患者有无胸闷、呼吸困难、切口处漏气、渗液、出血、皮下气肿等情况。如有胸闷、气急等不适，应及时呼叫医护人员。

5.常见问题

（1）根据引流管气体排出情况，漏气可分为3度：患者用力咳嗽、屏气时，引流管内有气泡排出者为Ⅰ度；深呼吸、咳嗽时有气泡排出为Ⅱ度；平静呼吸时有气泡排出为Ⅲ度。Ⅰ~Ⅱ度漏气在2~5d后即可自愈；Ⅲ度漏气可逐渐转为Ⅱ度、Ⅰ度，一般5~7d后自愈；若有大的支气管瘘或残端瘘，会出现持续的Ⅲ度漏气现象及出血或感染征象，需另行处理。

（2）异常水柱波动的观察：水柱与水平面静止不动，提示水柱上的管腔有漏气，使胸膜腔与大气相通或胸管打折、受压现象；水柱在水平面上静止不动，多提示肺复张，胸腔内负压已建立；水柱在水平面下静止不动，提示胸腔内正压，有气胸；水柱波动过大，（超过6~10cmH_2O），提示肺不张或胸膜残腔大；深呼吸或咳嗽时水封瓶内出现气泡，提示有气胸或胸膜残腔内积气多。

（3）意外拔管：①胸管不慎滑出胸腔时，嘱患者立即屏气，捏紧引流管口周围皮肤，防止空气进入胸膜腔，同时迅速呼叫医护人员。②胸管从接口处脱开时，应立即反折引流管，并捏紧（图3-7），防止空气进入胸膜腔，然后呼叫医护人员。为了预防意外拔管，临床上改善了固定导管的方法（图3-8），目前常用的粗胸管及艾贝尔导管的固定方法。

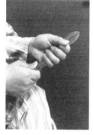
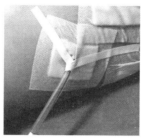
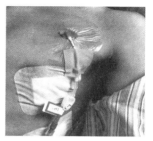

图3-7　胸管反折　　　图3-8　粗胸管及艾贝尔导管的固定方法

（七）疼痛护理

术后患者会出现不同程度的疼痛，对于可耐受的疼痛，可通过冷敷、按摩、言语暗示、转移注意力等方式缓解患者的疼痛；对于不可耐受的疼痛，可根据医嘱给予PCA镇痛（图1-10）或者给予药物镇痛，以缓解患者的痛苦。

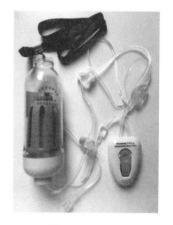

PCA：根据设定的流量会自动持续给药48h。在患者感觉疼痛时，可在

图1-10　PCA

给药按钮上按压一下，就会有一定额外剂量的止痛药快速进入体内。为了避免药物过量使用，PCA有一个安全保护机制，15min内多次按压仅有1次有效。

PCA的不良反应有恶心呕吐、抑制肠蠕动、尿潴留等。恶心明显时，可暂时关闭PCA，待恶心好转后再开放PCA。发生呕吐时,将患者头偏向一侧,防止误吸引起窒息。尿潴留是镇痛药物抑制了神经系统的反射作用,干扰了生理性排尿功能而引起。如果患者不习惯在床上解小便,出现排尿困难等现象,可采取下腹部按摩、热敷、听流水声等措施,如效果不佳,则需留置导尿管。麻醉手术后镇痛药物导致患者胃肠蠕动减弱,胃排空延迟,便意迟钝,患者易产生腹胀、便秘。发生腹胀、便秘时,宜进食易消化的半流质饮食。

(八)并发症的观察及护理

肺癌术后也会出现一些并发症,如术后胸腔出血、心律失常、肺部感染、支气管胸膜瘘、心力衰竭、肺不张等,如发现异常,应及时汇报医生做相应处理。

1.胸腔出血

胸腔出血常见部位为肺组织切除部位和胸廓切口处的肋间血管,可能与凝血功能障碍有关。如手术后每小时血性引流液在200mL以上并持续3h,提示胸腔有活动性出血,应静脉给予输血、晶体液、胶体液等纠正低血容量,并做好再次开胸手术止血的准备。预防出血的关键在于术前积极纠正凝血功能障碍。因其他疾病口服抗凝及抗血小板聚集药物的患者,应停服药物且停服时间达到要求,并于术前复查凝血指标,术中止血彻底,并尽量保存肺组织,减少术后胸膜残腔。

2.心律失常

心律失常为肺癌术后最常见的并发症。有学者报道,肺癌患者术后发生包括窦性心动过速在内的心律失常概率高达50%~70%。术后不包括窦性心动过速的心律失常发生率为4.71%,其类型包括心房纤颤、房性/室性期前收缩、阵发性室上性心动过速、室性心动过速。以心房纤颤多见,其次是房性期前收缩。术后心律失常的发生可能与高龄、麻醉、术中牵拉肺门、直接刺激心脏大血管、心包内处理血管、术后疼痛、胸腔积液、术后低钾、酸中毒等因素有关。另外,心律失常的发生率与手术范围的大小关系密切。全肺切除患者术后心律失常的发生率明显高于肺叶切除患者,因全肺切除时需解剖纵隔,从而增加了迷走神经的张力。如果心律失常影响患者血流动力学的稳定,应视为紧急治疗的指征。

心律失常的治疗原则:在消除病因的同时,纠正节律和传导紊乱,更应纠正血流动力学紊乱,从而维持血压,确保心肌供氧。

心律失常的主要预防措施:①术前积极治疗心肺等慢性疾病。有心脏疾病的患者,术前要应用心肌保护药物。术前对心电图异常者,采取积极的治疗可明显降低术后心律失常的发生率;合并肺部疾病的患者,可应用有效抗生素、支气管扩张药物等,尽可能去除感染。②手术操作应仔细、轻柔,尽量减少对心肺的牵拉及挤压,术毕吸净气管中的分泌物,防止肺炎、肺不张等并发症的发生。③术后送ICU,应用镇痛剂,定时帮助患者咳嗽、翻身、拍背排痰,行雾化吸入,保持呼吸道通畅,以减少肺部并发症的发生。适当应用心肌保护药物,及时纠正水、电解质紊乱及酸碱失衡。对于全肺切除患者,应控制输液速度及输液量;对于有胸腔积液的患者,应及时穿刺引流;年老体弱者翻身活动时,动作要轻柔、适度,以防发生纵隔摆动,导致心室颤动。

3.肺部感染

肺部感染的发生与肺、支气管内分泌物积聚、术后机体抵抗力低下有关。一旦确诊,应根据痰细菌培养结果选用敏感抗生素,必要时可用抗生素结合祛痰药物进行气管内雾化吸入治疗,以利于排痰;必要时,可采取气管镜吸痰、气管切开等手段。

4.支气管胸膜瘘

临床上2/3的支气管胸膜瘘病例见于肺切除手术后,其发生时间最常见于手术后1～2周。早期研究认为,支气管胸膜瘘的发生与支气管残端感染有关。随着抗生素的广泛应用,感染引起的支气管胸膜瘘发生率已大幅下降,感染已不再是支气管胸膜瘘的首要原因。目前多数学者认为,其发生与全身营养不良、低蛋白血症、糖尿病、术前化疗、全身感染(菌血症)、长期应用激素、机械通气等全身因素和病变残留(肿瘤、结核)、残端血供破坏、胸液长期浸泡残端、局部放疗等局部因素有关,特别是与手术中支气管残端的处理技术有明显关系。有学者认为,手术后1～2d内发生的支气管胸膜瘘可能与关闭支气管残端的技术不良有关;术后晚期支气管胸膜瘘常在术后8～10d发生,其原因可能为没有用有生机的组织包埋、覆盖支气管残端或胸腔内的胸液发生感染以及支气管残端缝线处的脓肿破裂。对于支气管胸膜瘘的预防,术前要确保患者戒烟,加强肺功能锻炼。术中酌情行支气管残端冰冻病理,检查确保残端无瘤。支气管残端勿保留过长,并尽可能保留残端血供,清除隆突下淋巴结时应注意不损伤支气管动脉。残端缝合要可靠,保证残端可耐受术后患者咳嗽时产生的气管内高压。残端缝闭后要用纵隔胸膜、肋间肌包埋等。

七、出院后健康指导

1.指导患者出院回家后数周内,坚持进行腹式深呼吸和有效咳嗽,以促进肺膨胀。出院后半年不得从事重体力活动。

2.保持良好的口腔卫生,如有口腔疾病应及时治疗。注意环境空气新鲜,避免出入公共场所或接触有上呼吸道感染者。避免在布满灰尘、烟雾及化学刺激物品的环境中居住或工作。

3.对需进行放射治疗和化学治疗的患者,指导其坚持完成放射治疗和化学治疗的疗程,告知注意事项以提高疗效,并嘱其定期返院复查。

4.若有伤口疼痛、剧烈咳嗽及咯血等症状或有进行性倦怠情形,应返院复诊。

5.保持良好的营养状况,注意每日保证充分的休息与活动。

参考文献

[1]陈丽娜,刘梦丽.肺癌围手术期护理体会[J].世界最新医学信息文摘,2015,15(91):170-171.

[2]王丽敏.肺癌患者围手术期护理干预效果观察[J].中国卫生

标准管理,2019,10(02):195-196.

[3]谌艳,吴俞萱,江伟,等.踝泵运动对下肢静脉血流动力学影响的研究[J].创伤外科杂志,2020,22(01):52-56.

[4]孙巧凤,郭晓丽.全麻胸腔镜术后胸腔闭式引流管的护理措施及效果[J].中国医药指南,2020,18(03):341-342.

[5]刘召,马建强,蔡雨吟,等.肺癌术后肺部并发症发生的原因及防治进展[J].大医生,2017,2(Z1):55-56,84.

(鲍梦婷)

案例四⊶食管癌围手术期护理

　　患者陈某男,64岁,确诊食管癌2月余。胃镜活检病理示:黏膜慢性炎症,中度急性活动,幽门螺杆菌阳性。为求进一步治疗,门诊以"食管癌"收住入院。患者入院时无胸闷、气促等不适,进食无明显梗阻感,饮水无呛咳。

　　既往史:10余年前因外伤致肝破裂行修补术,否认其他疾病及过敏史。

　　个人史:有吸烟史30年,每天20支,未戒。饮酒史30年,未戒。

　　术前患者完善各项检查及相关宣教,在全麻下行"胸腔镜辅助食管癌根治术＋粘连松解术"。术后转ICU。术后第1天,患者由监护病房转至心胸外科,入科时患者神志清,带入三腔喂养管1根接胃肠减压,置管深度为146cm,右侧颈内静脉置管1根,置管深度为13cm,接PCA,2mL/h维持,带回左侧腹腔引流管1根接引流袋,右侧(上)1根胸管接单腔闭式引流,右侧(下)1根艾贝尔管接引流袋。遵医嘱予以Ⅰ级护理、禁食、持续双鼻塞吸氧3L/min、持续心电监护,并予抗炎、化痰、补液、预见性止痛等对症治疗。自诉切口持续钝痛,NRS评分为3分,Barthel评分为重度依赖,DVT评分为15分,已汇报医生。术后诊断:食管中段癌。

一、定 义

食管癌常用的手术方式有非开胸手术和开胸食管癌切除术2种。开胸手术路径常采用左胸后外侧切口,主要适用于中、下段食管癌,右胸前外侧切口常适用于中、上段食管癌。食管癌切除后,常采用胃、结肠重建食管,以胃最为常见。对切除可能性小而全身情况良好的较大鳞癌患者,术前可先做放疗,待瘤体缩小后再行手术。

二、手术方式与麻醉方式

食管癌的手术方式包括胸腔镜手术、开胸手术。

麻醉方式为全麻。

三、手术前护理

(一)心理调适

使患者保持情绪稳定,保持愉快轻松的心情以及坚定的信念,以积极乐观的态度进行治疗,积极配合治疗,保持良好的心态迎接手术。

(二)戒 烟

吸烟与术后并发症的发生率和术后病死率呈正相关关系。吸烟可刺激呼吸道,引起细支气管收缩,减弱气管内纤毛对黏液的清除能力,导致痰液淤积,从而影响术后排痰。术后如果患者排痰不充分,极易出现肺不张,导致出现肺部感染的概率明显增加。同时,吸烟可降低血氧饱和度,增加血中碳氧血红蛋白含量,增加了术中和术后并发症的发生率。针对吸烟指数>400支年的患者,术前应该进行肺功能的锻炼,同时严格戒烟时间≥2周,可减少术后并发症的发生。

(三)饮食(禁饮禁食)

快速康复理念提倡无胃肠道动力障碍的患者术前6h禁食固体食物,术前2h禁食清流质食物。若患者无糖尿病病史,推荐术前2h饮用400mL含12.5%碳水化合物的饮料,可缓解饥饿、口渴、焦虑情绪,降低术后胰岛素抵抗和高血糖的发生率。术前禁食禁饮的具体时间应遵照医嘱进行。食管癌患者胃肠道准备术前1天禁食禁饮。

(四)营　养

食管癌患者由于吞咽困难,术前多合并营养不良,这对术后恢复很不利。若患者能进食,可给予高蛋白、高热量、高维生素流质或半流质饮食,注意进食后有无潴留或反流现象;当患者出现哽噎时,嘱其不要强行吞咽,否则会刺激局部癌组织,导致出血、扩散、转移和疼痛。避免进食冷流质,因为食管狭窄部位对冷食敏感,对刺激反应明显,容易引起食管痉挛,导致患者出现恶心、呕吐、疼痛和胀麻感觉,所以进食温食为好。若患者仅能进食流质而营养状况较差,可遵医嘱进行静脉补液或肠内营养,纠正水、电解质紊乱。

（五）胃肠道准备

术前晚、术晨灌肠，以排空肠道。术晨插胃管，行胃肠减压。胃肠减压的目的是减轻吻合口张力、避免术后因胃肠蠕动减弱等因素引起的胃胀。此外，还可通过胃管观察有无胃肠道梗阻及出血情况发生。

（六）口腔护理

口腔是呼吸道的门户，细菌易通过口腔进入呼吸道，需及时治疗口腔慢性感染和溃疡。患者应早晚刷牙、餐前餐后漱口，保持口腔清洁，防止术后呼吸道感染。

（七）睡　眠

术前晚保证充足的睡眠，必要时遵医嘱使用助睡眠的药物。

（八）床上大小便训练

由于手术限制、安置各种引流管等，术后短时间内患者需在床上大小便，故术前需练习床上大小便，以避免因习惯的改变而造成便秘及尿潴留。

（九）呼吸功能训练、有效咳嗽咳痰训练

呼吸功能训练和有效咳嗽咳痰训练可以改善患者的肺功能，增加呼吸肌力量，有利于术后排痰，促进肺扩张，缩短胸管留置时间，减少术后并发症，使患者早日康复。所以胸部手术后有效咳嗽咳痰训练很重要。

1.呼吸功能训练

腹式呼吸指吸气时腹部凸起，吐气时腹部凹陷的呼吸方法。

初学者取坐位,双脚着地,身体稍前倾,也可取半卧位,两膝轻轻弯曲使腹肌松弛。手放在腹部,以感觉腹部的隆起程度。用鼻子缓慢吸气时,腹部鼓起,腹部的手可有向上抬起的感觉。呼气时,缩唇缓慢呼气,腹部凹陷,腹部的手有下降感。呼与吸时间之比为(2~3)∶1,呼吸频率为8~10次/min,每次3~5min,每天锻炼3~4次。

2.有效咳嗽咳痰训练

进行数次深而缓慢的腹式呼吸后,深吸一口气后屏气3~5s,身体前倾,进行2~3次短促而有力的咳嗽,张口咳出痰液。咳嗽时收缩腹肌,或用自己的手按压上腹部,帮助咳嗽。

(十)术前准备

手术前一天在病区内进行术前准备工作,包括皮试、术前指导、麻醉科会诊、备血、手术标识描记等。

四、手术后护理

(一)卧　位

回病房后,患者取低半卧位(床头摇高30°~45°),以利于呼吸和引流。6h后可摇高床头,坐起。白天尽量摇高床头,坐着休息,避免长时间平卧,以预防肺部感染等并发症。

(二)早期康复锻炼

1.床上锻炼

术后早期活动可以促进患者肠道功能的恢复,预防肌肉萎缩及下肢静脉血栓的发生,有利于康复。

床上锻炼的具体方法如下。

(1)握拳:双手用力握拳3~5s,双手张开,放松2~3s,8~10次/组,3~4组/d。

(2)直腿抬高:下肢伸直,抬起来大约45°,维持3~5s后放下来,8~10次/组,3~4组/d。

(3)踝泵运动(图4-1):脚背向上翘起,感觉到大腿用力,维持3~5s后放松2~3s,重复8~10次为1组,3~4组/d。以踝关节为中心,做跖屈、内翻、背伸、外翻的360°的"旋转"运动。

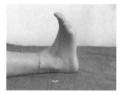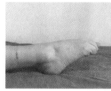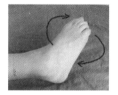

图4-1 踝泵运动

2.下床活动

术后早期下床活动有利于肺功能康复及舒适度提升,促进全身状况改善;可降低患者肺部感染发生率,减少术后肺部并发症;促进血液和代谢循环,减少静脉血栓等情况发生。

术后血压、呼吸、脉搏等平稳,病情无特殊变化的患者,可在手术次日下床活动。可先进行床边站立及踏步训练,由家属帮助患者坐在床边,然后缓慢扶起站立,进行原地踏步训练,训练计划应循序渐进、量力而行。活动期间,应妥善保护引流管,避免引流管脱出。起身下床时遵守"三部曲",即平躺30s,坐起30s,站立30s,再行走。在下床活动时要注意保暖,避免着凉,防止肺部并发症的发生。活动过程中出现胸闷、气促、头晕、心动过速、心悸、出汗、脸色苍白等情况时,立即停止活动。

3.咳嗽、叩肺

术后6h即可坐起,遵医嘱进行雾化吸入、咳嗽及深呼吸。日间最好每2~3h进行1次有效咳嗽,以促进痰液排出及肺复张,防止肺不张的发生。

叩肺可以通过胸壁震动气道,使附着在肺、支气管内的分泌物脱落,通过体位引流,使分泌物到达细支气管,通过咳嗽将痰排出体外。故术后家属应对患者进行叩肺,以促进患者痰液排出及肺复张,建议先进行雾化吸入治疗,稀释痰液后再进行叩肺,可以使痰液更容易被咳出,效果比较好。咳嗽时,可用手按压手术伤口处,以减轻震动引起的疼痛。建议夜间仍以休息为主,可在睡前进行叩肺及有效咳嗽。

(1)叩肺方法:患者坐起,单层衣服(或单层薄布)覆盖于胸背部,家属将手固定成背隆掌空状态,即手背隆起,手掌中空,手指弯曲,拇指紧靠食指(图4-2)。

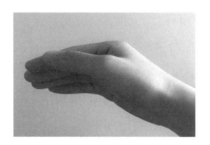

图4-2 空心掌

利用手腕力量(图4-3)从肺底自下而上、由外而内迅速而有节奏地叩击背部。每侧叩击1~3min,每分钟叩击120~180次(叩击时发出空而深的叩击音则手法正确)。叩击力量应适中,以患者不感到疼痛为宜。嘱患者边叩击,边咳嗽。

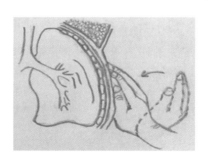

图4-3 利用手腕力量

(2)叩击时间:雾化后效果更佳,避免在血压、呼吸、脉搏等指标不稳定时或进食前后进行叩击。

(3)禁止叩击的部位:避免在脊柱、胸骨、切口上和胸腔引流管处,肾区、肝区、脾区、女性乳房、赤裸的皮肤上叩击。

(三)翻　身

术后卧床期间,每2h翻身1次,保持床单位清洁、干燥,防止压红、压破皮肤。

(四)导管护理

1.深静脉置管

最常见的是右颈内静脉置管,偶尔也会在右锁骨下或腹股沟处深进行深静脉置管。深静脉置管(图4-4)是在术中用于静脉补液及静脉麻醉的,术后带入病房用于静脉输液。置管期间,避免牵拉,防止深静脉置管被拉出。敷贴翘起时,需要及时通知护士。

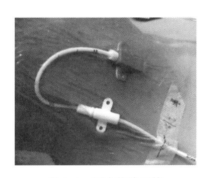

图4-4　颈内静脉置管

2.胸腔闭式引流管

胸腔闭式引流管是胸腔镜术后最常见的留置管路。置管期间应保持导管固定、通畅,不要自行挤压、扭曲引流管;在床上活动时,避免牵拉,防止引流管扭曲移位或脱落。

(1)放置胸管目的:

放置胸管的目的是引流胸膜腔内的气体和液体,加快肺复张,观察病情变化。

(2)胸管留置期间注意事项

①胸瓶应位于胸部以下60~100cm,不可倒转;胸瓶放置在地上时,需将胸瓶支架打开(图4-5),防止踢倒;万一胸瓶倾倒,立即反折胸管,告知医护人员。

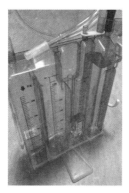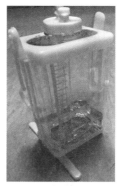

图4-5　胸瓶支架打开状态

②如果要将胸瓶提起高于床沿,需请告知护士来操作(需用钳子将管子夹住)。

③妥善放置胸管,防止管子受压、打折、扭曲、牵拉。

④站立时,胸腔引流瓶位置勿高于膝盖以上。若坐轮椅活动时,应将胸腔引流瓶置于两脚间固定,避免倾倒(图4-6)。

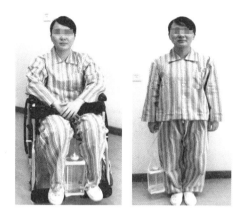

图4-6　胸瓶放置

（3）意外拔管的处理：

①胸管不慎滑出胸腔时,患者应立即屏气,捏紧引流管口周围皮肤,防止空气进入胸膜腔,同时迅速呼叫医护人员。

②胸管从接口处脱开时,应立即反折引流管（图4-7）,并捏紧,防止空气进入胸膜腔,然后呼叫医护人员。

（4）胸管拔管：

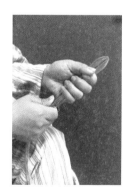

图1-9　反折引流管

①拔管指征:医生会根据引流液的量、性质、是否漏气及其他全身情况来决定拔管的时机,胸片显示肺复张后可拔管。

②拔管时的配合:在拔管时,需要患者配合。医生会告诉患者深吸气后屏气,同时医生会在患者屏气的时候快速将管子拔出,之后就可以正常呼吸了。深吸气后屏气然后拔管的目的:正

常胸腔为负压,在深吸气末,由于气体进入胸腔,使得胸腔内负压消失,胸腔内压力与大气压相等,此时拔管,可以防止气体从胸管置管口漏入胸腔,从而预防气胸的发生。

③拔管后注意事项:注意患者有无胸闷、呼吸困难、切口处漏气、渗液、出血、皮下气肿等情况。如有胸闷、气急等不适,及时呼叫医护人员。

3.三腔喂养管

三腔喂养管(图4-8)有三个腔道,三个腔道分别为喂养腔、吸引腔、压力调节腔。喂养腔末端可至空肠,用于肠内营养液喂养;吸引腔末端可至胃,用于胃部减压;压力调节腔末端可至胃,用于胃部减压时的压力控制。

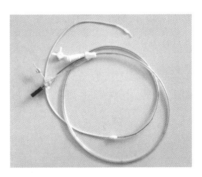

图4-8 三腔喂养管

4.胃管+空肠造口管

部分食管癌术后患者未放置三腔喂养管,而采用胃管+空肠造口管的方式进行置管。其目的与三腔喂养管基本相同,胃管进行胃部吸引,起到减压、减少食道伤口刺激的作用;空肠管进行肠内营养,以保证患者充足的营养补充。

胸腔引流液如发现有异常出血、浑浊液、食物残渣或乳糜液排出,则提示胸腔内有活动性出血、食管吻合口瘘或乳糜胸,应及时通知医护人员。置管期间,均需要保持导管通畅、妥善固定,防止滑脱、移动、扭曲,防止因牵拉等意外因素而引起意外滑脱。如固定的敷贴、胶布有松脱,应及时通知医护人员更换。

三腔喂养管、胃管固定方式见图4-9。

粗胸管固定方式见图4-10,细胸管固定方式见图4-11。

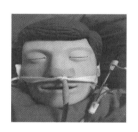

图4-9 三腔喂养管、胃管的固定方式

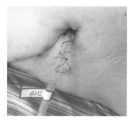
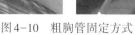
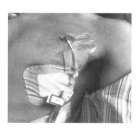

图4-10 粗胸管固定方式　　　　图4-11 细胸管固定方式

(五)饮食营养

食管缺少浆膜层,故吻合口愈合较慢,术后患者应严格禁食和禁水,未经医护人员同意不能经口进行任何东西包括水,以减少食物对食管吻合口的刺激。术后第2天肠蠕动恢复后,可经三腔喂养管喂养腔或空肠造口管滴入肠内营养液;一般手术后第7天,如患者病情无特殊变化,可经口进食肠内营养液,可逐日增量。术后第10~12天,改无渣、半流质饮食,但应注意防止进食过快及过量。

1.肠内营养的优势

(1)食管癌术后患者进行肠内营养,可给予患者充分的营养支持,人体所需各类营养物质均可通过患者的门静脉吸收,使营养物质直接进入肝脏,促进肝脏对人体所需蛋白质的合成。

(2)通过食物刺激胃肠道,可激活消化系统,促进胃肠蠕动及黏膜生长,促进胆囊收缩,减少肝胆并发症的发生。肠内营养还可以维持肠道黏膜细胞结构和功能的完整性,维持肠道屏障功能,从而防止细菌异位,明显减少肠源性感染的发生。

(3)肠内营养比肠外营养更安全、经济,肠内营养能有效降低吻合口瘘的发生率。

2.肠内营养的注意事项

(1)营养液的浓度应遵循循序渐进的原则,浓度由低到高,速度由慢到快,数量由少到多,不足部分由静脉适当补充。开始输注速度宜慢(40~60mL/h),每日500~1000mL,之后每日递增,

3～4d内逐渐增加输注速度至100～150mL/h,达到1日所需总量2000mL,每日最大量不超过2500mL。

(2)给予肠内营养时,患者取半卧位为佳,或将床头抬高30°～45°,翻身时动作要缓慢,侧卧以25°～45°为宜,输注完后维持30～60min,防止体位过时,营养液反流至吻合口,影响吻合口愈合。

(3)肠内营养液采用加温器靠近管道近端加温,保持营养液输入温度为37～40℃。若营养液温度过低,则可刺激肠蠕动加快,导致腹泻;若温度过高,则可烫伤肠黏膜。

(4)营养液开启后立即使用,如暂不输注,需置于4℃冰箱内保存,并在24h内使用。

(5)肠内营养期间,患者可能会出现腹痛、腹胀、腹泻、恶心、呕吐等症状,以腹泻、腹胀多见。若出现腹痛、腹泻的症状,应及时告知医护人员,可以减慢滴速或暂停滴入,一般2～4h后可缓解。患者术后肠道功能减弱,蠕动减慢,营养液输注过多或过快,可导致腹胀,此时应可减慢输注速度,腹胀程度较轻者可进行腹部循环按摩,严重者则应暂停营养液的滴注。

(六)患者自控镇痛

患者自控镇痛根据设定的流量会自动持续给药48h。患者感觉疼痛时,可在给药按钮上按压一下,就会有一定额外剂量的止痛药快速进入体内。为了避免药物过量使用,PCA有一个安全保护机制,15min内多次按压仅有1次有效(图4-12)。

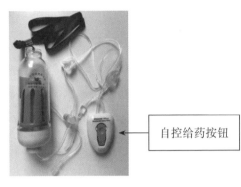

自控给药按钮

图4-12 PCA

PCA的不良反应有恶心呕吐、抑制肠蠕动、尿潴留等。恶心明显时,可暂时关闭PCA,待恶心好转后再开放PCA。发生呕吐时,将患者头偏向一侧,防止误吸引起窒息。尿潴留是镇痛药物抑制了神经系统的反射作用,干扰了生理性排尿功能而引起。如果患者不习惯在床上解小便,出现排尿困难等现象,可采取下腹部按摩、热敷、听流水声等措施,如效果不佳,则需留置导尿管。麻醉手术后镇痛药物,导致患者胃肠蠕动减弱,胃排空延迟,便意迟钝,患者易产生腹胀、便秘。发生腹胀、便秘时,宜进食易消化的半流质饮食。

(七)口腔护理

禁食期间,注意口腔卫生,进行口腔护理,2次/d,病情允许后,可改为早晚刷牙。口腔护理或刷牙后,均建议患者加用漱口液漱口,以保证口腔及咽喉部清洁。

（八）并发症观察

吻合口瘘是食管癌手术后最严重的并发症。吻合口瘘的临床表现为呼吸困难、胸腔积液及全身中毒症状,包括高热、休克、白细胞升高,甚至败血症。处理措施主要为引流、抗炎及营养支持。一般要持续肠内营养同时忌经口进食6周左右。

五、出院护理

（一）饮 食

术后3周无特殊不适可进普食,但仍应注意少食多餐,细嚼慢咽,避免进食生、冷、硬食物。进食期间,观察有无呛咳、吞咽困难、腹胀腹痛、体温升高等不良反应。进食后2h避免平躺,睡眠时将床头抬高,以免胃食道逆流引起呕吐。严禁进食硬质的药片或带骨刺的鱼肉类、花生、豆类等,以防晚期吻合口瘘。实施结肠代食管的患者,因结肠段逆行蠕动,口腔常留粪味,半年后可获改善。

（二）伤口换药

手术切口1~3d换药1次。建议天气炎热时每天一换,秋冬季可2~3d一换,如伤口敷料有明显渗血、渗液时,建议立即更换。

（三）复 查

术后10~12d及胸腔引流管拔除后10~12d拆线,术后1个月复查。术后患者会有咳嗽,属正常现象,由气道高反应引起。每个人气道黏膜修复能力不一样,咳嗽时间也不一样。如出现肩背部疼痛、乏力、体重减轻、咳嗽加重或咯血等症状,及时就医。若术后3~4周再次出现吞咽困难,可能为吻合口狭窄,应及时就诊。

(四)后续治疗

需进行放射治疗或化学治疗的患者,出院后来院进行放化疗。

参考文献

[1]王安素,李玉,张莉,等.胸腔镜肺叶切除患者快速康复的影响因素探讨[J].中国实用护理杂志,2016,32(13):965-969.

[2]中国加速康复外科专家组.中国加速康复外科围术期管理专家共识(2016版)[J].中华消化外科杂志,2016,15(6):527-533.

[3]程瑛卓.快速康复护理理念在心外科手术中的运用[J].健康前沿,2016,8:64.

[4]杨晓代.食管癌术后经鼻十二指肠营养管行肠内营养支持的临床护理[J].心理医生,2017,23(19):313-314.

(邵琴燕)

案例五 腹腔镜下胆囊切除术围手术期护理

患者叶某某,60岁,男,反复右上腹痛2月余,再发1天。胸部+全腹CT示:胆总管末端可疑密度增高影伴胆道不全梗阻,胰腺可疑肿胀,周围可疑渗出。急诊拟"急性胆囊炎,胆总管结石"收住我院。入院后患者完善各项检查及相关宣教,给予抗炎、解痉、补液对症治疗。入院第3天腹部CT示:胆囊进一步肿大,新见胆囊周围渗出;在B超引导下行经皮经肝胆囊穿刺置管引流术,引流管固定妥善,引流出黄褐色液体。3个月后行经内镜逆行胰胆管造影+内镜下奥迪括约肌扩张+胆总管取石+鼻胆管引流术,术后带回鼻胆管,固定妥善,引流出褐色液体。完善术前检查及术前准备,于3天后在全麻下行腹腔镜下胆囊切除术,术后带回鼻胆管,固定妥善,引流出褐色胆汁。腹部切口刀割样疼痛,NRS评分为2分,自理能力评定为重度依赖,DVT评分为10分。医嘱Ⅰ级护理、禁食、鼻塞吸氧3L/min,心电监护监测生命体征,并予以抗炎、止血、止痛、补液对症治疗,术后经过顺利,恢复可,术后第3天予以出院。

既往史:既往体健,否认高血压、心脏病、糖尿病、脑卒中、肺及支气管病、肝病、肾病及其他心脑血管、内分泌系统等重要脏器重要疾病史,否认肝炎、结核史、疟疾等传染病史,否认手术史、外伤史,否认输血史,否认食物、药物过敏史,否认中毒史,预防接种史不详。

个人史:出生于浙江省宁波市,原籍长大,长期居住于本地,无外地久居史。初中学历,工人,工作条件一般,性格外向,经济条件一般,家庭关系和睦,否认化学性物质、粉尘、放射性物质、有毒物质接触史,否认疫区、疫情、疫水接触史,否认牧区、矿山、高氟区、低碘区居住史,否认吸烟、饮酒史,否认吸毒史,否认药物依赖及成瘾史,否认冶游史。

家族史:父亲已故,死因不详,母亲体健,兄弟姐妹体健,否认二系三代中有与患者类似疾病及家族遗传倾向的疾病史。

专科检查:脉搏100次/min,呼吸18次/min,血压128/78mmHg,体温37.6℃。自主体位,急性病容,腹软,右上腹压痛,无反跳痛及肌卫。

腹部CT:胆囊进一步肿大,新见胆囊周围渗出。

上腹部CT平扫+增强:①胆囊区引流术后改变,请结合临床;胆囊形态较CT老片明显缩小,胆囊壁较前水肿增厚,考虑炎性;②胆总管末端轻度扩张,相仿;③肝Ⅱ段囊肿,相仿;④十二指肠降段憩室。

胆胰管MR成像:①慢性胆囊炎治疗后改变;目前胆囊腔小,壁增厚;②胆总管中下段信号不均,泥沙样结石可能。

一、定　义

腹腔镜下胆囊切除术(laparoscopic cholecytecystectomy,LC)是指在电视腹腔镜窥视下,通过腹壁的3~4个的小孔,将腹腔镜的手术器械插入腹腔行胆囊切除术。该手术为微创手术,具有创伤小、恢复快、瘢痕小等优点。

超声引导下经皮经肝胆囊置管引流术(percutaneous transhepatic gallbladder drainage,PTGD)是胆道引流的有效方法,具有伤口小,操作简单方便、准确、安全,并发症少等优点,在肝胆系统疾病,尤其是急性胆囊炎治疗中具有较大的临床应用价值。

PTGD能通过外引流的方法实现胆囊减压,缓解胆囊内的张力,减少毒素吸收,改善炎性症状。此操作在B超引导下即可完成,同时联合抗生素治疗可迅速缓解患者的症状和体征,防止病情恶化,同时为择期LC创造了有利条件。急性胆囊炎患者PTGD术后择期行LC,不仅能降低LC中转开腹率、缩短住院时间,还能降低手术相关并发症的发生率,提高患者的生活质量。

二、手术方式与麻醉方式

在全麻下,根据病情选择经腹或腹腔镜下胆囊切除术。

三、手术前护理

(一)心理护理

有效缓解患者的焦虑情绪,热情主动接待患者,介绍病区环境、主管的医生和护士,帮助患者尽快适应。和蔼的态度、周到的服务、礼貌的用语、认真的工作态度、娴熟的技术,可使患者感受到关心和尊重,从而赢得患者的信任。

(二)促进患者睡眠

创造安静舒适的环境,使患者得到良好的休息和充足的睡眠;对睡眠形态明显紊乱的患者给予镇静安眠类药物。

(三)饮食和休息护理

鼓励患者多摄入营养丰富、易消化、低脂的食物。术前12h开始禁食,术前4h开始禁饮,防止麻醉或术中呕吐引起窒息或吸入性肺炎。督促患者活动与休息相结合,减少明显的体力消耗。

(四)呼吸系统护理

对于吸烟的患者,术前2周停止吸烟,指导并使患者掌握深呼吸运动和有效咳嗽咳痰的方法。指导患者进行胸式深呼吸的训练。

胸式深呼吸训练:闭口经鼻深吸气,在吸气末屏气1~2s后缩唇缓慢呼气4~6s,3次/d,10min/次。

从鼻孔吸入空气,嘴唇紧闭,一边吸气一边默念1、2、3。

然后像吹口哨一样将双唇缩拢,慢慢呼气,并以相同速度从1

数到6。

具体过程:患者取卧位,两腿半屈,使腹肌放松,一手放腹部,用嘴巴呼气,呼气时最大限度地向内收缩腹部,胸部保持不动。用鼻孔吸气,吸气时最大限度地向外扩张腹部,胸部保持不动。

有效咳嗽咳痰训练:患者取卧位或半卧位,深吸气后屏住呼吸,再用力咳嗽。咳嗽时应引起胸腔震动,咳出气管深部的痰液,避免只用喉头震动引起的咳嗽,3次/d,2min/次。嘱患者反复练习,共训练7d。

(五)引流管的护理

保持引流管标识完整清晰;妥善固定引流管,以防引流管脱出;保持引流管引流通畅,避免折叠、弯曲,防止引流管堵管;观察并记录引流量和引流液的性质变化。

(六)排尿排便护理

许多患者不习惯在床上排尿及排便,因此需要在术前指导患者练习在床上使用便盆,男性患者学会床上使用尿壶。

(七)皮肤准备

术前一日督促患者剪短指甲,如有指甲油应去除;清洁术区皮肤,做好脐部的清洁。备皮,如切口周围毛发不影响手术操作,可以不剔除。备皮时间以术前2h为宜,如超过术前24h,应重新准备。

(八)术前当日护理

认真检查、确认各项准备工作的落实情况,如有患者体温升高、血压偏高、月经来潮等情况,应及时汇报给医生。

确认高血压、糖尿病患者服药情况。

确认皮肤准备情况,有无手术标记;确认患者有无佩戴识别身份的腕带,有无佩戴活动的义牙,有无佩戴首饰,有无拭去指甲油、口红等化妆品。

遵医嘱术前用药;备好手术需要的病历、检查结果、药物及术中用物。与手术室接待人员做好交接工作。

四、手术后护理

(一)迎接并安置术后返回病房的患者

与麻醉师和手术室护士做好床头交接班,包括患者意识、麻醉是否清醒、腹部切口情况、各引流管和静脉输液通路情况、皮肤完整性以及术后需要关注的问题。

(二)术后体位

麻醉未清醒的患者取去枕平卧位,头偏向一侧。这一体位有利于口腔分泌物或是呕吐物的流出,避免误吸入气管,可有效避免误吸或吸入性肺炎的发生。患者全身麻醉清醒后,根据需要调整卧位。腹部手术后患者多采用半卧位或是斜坡卧位,可有效降低腹壁张力,减轻疼痛。

(三)维持呼吸、循环等生理功能的稳定

根据患者病情给予吸氧;指导其深呼吸以及有效咳嗽咳痰,保持呼吸道通畅,注意观察患者的呼吸频率和深度、有无呼吸道

梗阻。术后禁食期间,患者以静脉输液为主,直至其恢复饮食;根据手术大小、病情变化,调整输液成分、输液量以及输注速度,以补充水、电解质和营养物质。

(四)病情观察和记录

根据患者的病情变化及自理能力,按时巡视病房,根据医嘱监测患者的神智、体温、脉搏、呼吸、血压以及血氧饱和度、尿量。观察患者腹部切口渗血、渗液的情况以及腹部体征的变化。及时汇报医生并协助医生做好处理,并做好护理记录。

(五)腹部切口疼痛的护理

麻醉消失后,患者往往会出现切口的疼痛。观察患者疼痛的时间、部位、性质和程度,并给予相应的处理和护理。

疼痛强度评估工具:①疼痛数字评分法适用于有一定文化程度、能良好沟通的患者;②Wong-Banker面部表情分级评分法适用于表达困难及存在沟通障碍的患者,如儿童、老年人等;③FLACC疼痛行为指标量表适用于无法口头表达的患者(含昏迷患者)及某些婴幼儿、儿童患者;④COPT疼痛行为指标量表适用于无法交流的危重患者。

提供缓解术后疼痛的措施:①鼓励患者正确表达疼痛,并提供简单易懂的解释。②对患者进行心理疏导,分散患者的注意力,减轻疼痛的敏感性。③指导患者采取合适的体位,指导患者咳嗽咳痰及活动时按压腹部切口位置或使用腹带,减少对切口的张力性刺激,减轻患者疼痛。④手术后,遵医嘱给予患者相应的镇痛类药物,有效缓解切口的疼痛。

(六)引流管护理

1.经皮经肝胆囊穿刺引流管的护理

(1)告知患者及家属各引流管合适的放置位置,引流的目的及重要性。

(2)妥善固定经皮经肝胆囊穿刺引流管,引流袋位置要低于引流口水平,以利于引流通畅及防止逆行感染;活动时应先将引流管放到相应位置,避免牵拉造成脱出,离床活动时尤要注意,可将引流袋固定在低于引流口水平的衣服位置。

(3)密切观察胆汁的颜色、量、性质。每日引流脓性或黄色胆汁 30~450mL。

(4)更换引流袋每周2次或使用抗反流的引流袋。

(5)严格无菌技术,避免因污染造成感染。

2.鼻胆管的护理

(1)妥善固定鼻胆管:先用胶布将鼻胆管固定在鼻翼,再将鼻胆管固定在近引流鼻孔一侧面颊,然后绕耳根部1圈后在颊部交叉向下放置,用胶布将鼻胆管固定于耳垂。每日检查固定情况,如发现胶布有松动需要及时更换。鼻胆管接抗反流的引流袋,以免发生逆行感染。指导患者在活动时幅度不宜过大,将鼻胆管置于腰部以下的位置,平卧时将鼻胆管置于床沿以下的位置。告知患者尽量避免咳嗽、呕吐等动作。告知患者不能自行拔管。意识不清的患者应有家属陪伴,加强家属宣教,加强鼻胆管的固定,防止意外拔管。在鼻胆管上贴警示标识(红色警示标识),以防止非计划性拔管的发生。

(2)保持鼻胆管的通畅:避免打折扭曲,保证引流通畅。抗反流引流袋位置低于引流部位,及时清理引流液,定期更换引流袋。密切观察引流液的量、颜色及性质,并做好护理记录。鼻胆管引流多用于胆道炎患者的胆道内减压、胆道感染的预防和治疗。保持通畅引流是控制感染的关键。若无胆汁流出,应及时报告医生。术后患者鼻胆管一直无胆汁引流出时,护士应及时查看并分析原因:①查看鼻胆管固定情况,有无滑脱。②用针筒回抽,查看是否引流通畅。如果引流通畅可能是负压引流袋密闭性不良。③如果针筒回抽仍无胆汁,查看鼻胆管是否盘在口中。④遇到上述情况不能强行送管或对鼻胆管进行加压冲洗。⑤妥善固定鼻胆管,以免管道脱落。

(3)鼻胆管冲洗的目的:通过对胆道的冲洗达到冲洗碎石的目的,防止取石不尽引起的结石嵌顿;同时,胆道冲洗对胆道局部感染及减轻黄疸等有非常重要的作用。若患者胆汁引流量>300mL/d,但无腹痛、发热,说明引流通畅,无须冲洗,以免增加感染风险。

(4)引流液的观察:观察每日引流液的量、颜色及性质的变化。引流的初期,引流量较多,每日可达500~1000mL,后期逐渐减少,如引流量突然减少或引流液由黄色变为无色时,应警惕引流管堵塞或置入胰管,应及时调整,保证引流通畅。

(5)拔管时间:长期鼻胆管引流患者,可因胆汁丧失过多出现水、电解质紊乱。因此,临床上一般将鼻胆管引流作为暂时性的引流手段,引流期不宜超过1个月。引流时间根据病情而定。体温、血常规恢复正常,腹痛、腹胀缓解后3d可拔管。

(七)饮食护理

根据患者术后恢复情况,在术后1～2d内开展饮食护理,采取分阶段的护理模式。饮食的原则是低脂、少刺激、营养丰富。

(1)早期给予流质饮食,逐步过渡到半流质饮食。可先给予米汤、菜汤、鱼汤、肉汤等,之后逐步过渡到稀饭、面条、鱼虾。做好患者的口腔护理,进食时要防止呛咳。进食后,配合相关的床上锻炼及腹部按摩,以促进肠蠕动,减轻腹胀。

(2)患者肛门排气后,可由半流质饮食逐步过渡到普通饮食。宜选择容易消化,产气少,刺激性小,营养丰富的食物,适当增加膳食纤维的摄入,减少脂肪的摄入。限制摄入动物油、肥肉、鱼卵、肝脏以及牛奶、豆制品和碳酸饮料等,辛辣、生硬的食物也要严格限制。可增加水和新鲜蔬果的摄入,并适当进食粗粮和海藻等富含膳食纤维的食物。

(八)并发症护理

1.术后出血

术后需注意识别术后出血的临床表现。如覆盖切口的敷料有渗血现象,应及时汇报医生,明确出血的情况和原因。观察引流管内引流液的量、颜色及性质,有助于判断腹腔内的出血情况。未放置引流管的患者,可以通过腹部体检、影像辅助检查手段及生命体征的变化情况,评估有无低血容量性休克的早期临床表现,如烦躁、脉搏持续增快、脉压减小和尿量少。

术后出血的处理:少量出血时,一般经过更换切口敷料、加压包扎或全身使用止血药物即可止血;出血量大时,建立静脉通道,根据医嘱输血或血浆,补充血容量,并做好再次手术的准备。

2.术后感染

(1)切口感染:早期给予局部热敷或理疗,使用有效抗生素,促使炎症消散和吸收。明显感染或脓肿形成时,应拆除局部缝线,用血管钳撑开并充分敞开切口,清理切口后,放置凡士林油纱条以引流分泌物,增加敷料的更换频率。必要时提取分泌物做细菌培养和药物敏感试验。

(2)肺部感染:术后卧床期间,应鼓励患者进行深呼吸运动,帮助其多翻身、叩背,促进气道分泌物的排出。教会患者保护切口,进行有效咳嗽咳痰。鼓励患者早期下床活动。对于痰液黏稠不易咳出的患者,可予以雾化吸入稀释痰液,加强叩背,促进痰液排出,每日叩背2~3次,同时使用敏感的抗生素静脉给药治疗。

3.胆管损伤、胆漏

若患者术后出现持续性的腹痛,伴有局部的腹膜刺激症状,并有体温升高、白细胞计数升高等症状,则应考虑胆漏的可能。护士应严密观察患者的生命体征变化、全身情况、有无腹膜刺激征、有无黄疸,胆汁引流液的量、性质、颜色,大便的颜色,发现异常及时报告,及时处理。对于术后第6天,存在腹腔引流管,且引流通畅的患者,胆汁引流量<200mL/d,在传统治疗基础上,继续保持引流通畅,多可治愈。采用术后引流可能闭合;发生腹膜炎时,应及时开腹引流。

4.肩部酸痛

CO_2气体积聚在膈下产生碳酸,可引起反射性肩背部酸痛,多见于术后1~2d,一般能在短期内能自行缓解。手术结束时,应尽量排除腹腔内的CO_2,术后持续低流量吸氧8~16h,可降低肩部酸痛发生风险。

5.皮下气肿

皮下气肿是最常见的并发症之一,护理时注意观察是否有皮下捻发音,及其有无扩散或缩小。发生皮下气肿时,用双手将气体从穿刺孔挤出;对于小的皮下气肿,也可不做处理,数日后可自行吸收。尽早下床活动,增加血液循环促进气体吸收。

6.深静脉血栓

血栓形成有三大因素,即血流淤滞、血管内膜损伤以及血液的高凝状态。

术后鼓励患者做深呼吸扩胸运动。手术后进行输液给药时,应尽量采用上肢输液,避免下肢血管内膜的损伤或肢体的过度牵拉。术后在胃肠功能恢复的情况下,鼓励患者每日多饮水,保证体液量,缓解血液浓缩。术后患者应进食低脂肪且富含纤维素的食物,以保持排便通畅,减少排便用力所导致的腹压增高,影响静脉血液回流。鼓励患者早期下床活动。预防性给予抗凝药物,使患者术后的血液处于低凝状态。进行肌肉等长收缩锻炼，或是进行主动及被动活动，如进行踝泵运动。

（1）伸屈运动：双足做主动足踝跖屈50°（脚尖向下踩），背伸30°（脚尖向上勾），频率为24次/min，每次5分钟。

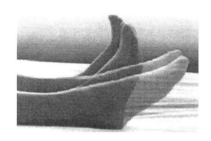

（2）旋转运动：以踝关节为中心，做跖屈、内翻、背伸、外翻的360°的"旋转"运动。频率以15~24次/min，每次运动5min。

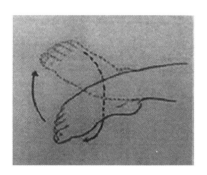

五、出院指导

（1）饮食护理：胆囊切除后，会引起患者消化功能的变化，机体需要一定的适应过程。指导患者进食高蛋白、高维生素、低脂的食物,禁食煎、炸、辛辣、刺激的食物,少量多餐,忌暴饮暴食,忌吸烟、饮酒。术后会出现腹泻等消化不良现象,一般需6~12个月可恢复,同时教会患者辨别腹泻原因(胆囊切除后所致或其他原因引起),以便患者及时就诊。

(2)心理护理:向患者耐心讲解胆囊的功能。胆囊主要是储存和浓缩胆汁,促进脂肪的分解,促进消化。告诉患者保持健康、愉快的心理状态,保持情绪稳定,以有利于机体的康复,有利于胆汁的排泄,促进消化吸收。术后随访,消除患者的不良心理反应。

(3)腹部切口护理:告知患者出院后继续保持腹部切口的清洁、干燥。1周后卸去敷料。对切口缝合的患者,应告知其拆线时间、地点。创口粘贴的过程中,出现皮肤瘙痒等过敏症状者应及时去除敷料,去医院使用纱布覆盖后,用透气胶布封贴,防止水疱形成;切口出现较多渗液的患者,应及时就诊。

(4)适当休息:出院后需继续在家休息,自我料理日常生活,从事轻体力劳动,以不感疲劳为宜。一般2周后可恢复正常的工作学习。

(5)掌握并发症:出现黄疸、发热、头晕、出冷汗、腹痛等须及时到院就诊。

参考文献

[1]赵翠枝.胆囊结石行腹腔镜下胆囊切除围手术期护理配合要

点探究[J].世界最新医学信息文摘(连续型电子期刊),2015,15(34):256.

[2]陈焕伟,崔伟珍,王军华,甄作均.超声引导下经皮经肝胆囊/胆管置管引流术在肝胆系疾病中的临床应用[J].中国微创外科杂志,2005,5(4):292-294.

[3]许承,郑跃,王军等.PTGD术后择期LC对GradeⅡ急性胆囊炎患者手术效果的影响[J].实用医学杂志,2018,34(7):1119-1122.

[4]张宇航,马艳波,杜青.经皮经肝胆囊穿刺引流联合腹腔镜胆囊切除术治疗急性胆囊炎手术时机的选择[J].中华普通外科杂志,2018,33(5):366-368.

[5]闫峥峥,贺杰峰,邢君.经皮经肝胆囊穿刺置管引流术后早期和延期腹腔镜胆囊切除术在年龄≥65岁急性重症胆囊炎患者中应用价值的前瞻性研究[J].中华消化外科杂志,2019,18(5):447-452.

[6]李春红.胆囊结石行腹腔镜胆囊摘除术患者的围手术期的护理[J].大家健康(下旬版),2014,8(4):243-244.

[7]田伏洲,张丙印,黎冬暄,等.内镜胆管减压治疗急性胰腺炎20年探索与思考.中国实用外科杂志,2005,25(6):347-349.

[8]王艳,孟宪强.浅谈鼻胆管引流术后护理[J].中国实用医药,2015,(5):228-229

[9]王敏.腹腔镜胆囊切除术后并发症分布及其影响因素分析

[J].医学综述,2015,21(17):3251-3253

[10]柴乃俊,高鹏,杨晓军,蒋泽斌,马炳强.肝胆外科术后胆漏73例治疗分析[J].中华肝脏外科手术学电子杂志,2020,9(1):58-61.

[11]季玉贤,肖燕.LC术后并发症的护理[J].内蒙古中医药,2014,18:158-159.

[12]圣媛媛,周夏.腹腔镜联合胆道镜治疗胆囊结石合并胆总管结石围手术期护理[J].中国医学创新,2014,11(35):70-73.

[13]马玉莲.胆囊结石行腹腔镜胆囊切除术围手术期护理[J].中国卫生标准管理,2015,6(15):207-208.

（胡静娜）

案例六 — 快速康复理念下腹腔镜肝癌切除术的围手术期护理

患者张某,男性,55岁,发现甲胎蛋白升高1周入院,甲胎蛋白136.70ng/mL,门诊拟"肝恶性肿瘤"收住入院。

体格检查:患者全身皮肤、巩膜无明显黄染,全身浅表淋巴结未及明显肿大,全腹平软,未见肠型及蠕动波,肝脾肋下未及,无反跳痛,无肌卫,未及包块,肠鸣音5次/min,移动性浊音阴性。

查上腹部MR平扫+增强(3T)示:肝Ⅰ段占位,原发性肝癌;慢性肝病;动脉期肝内多发异常灌注;肝内多发小囊肿。

既往史:发现乙肝9年余,长期口服"恩替卡韦0.5mg,qn",因疫情停药2个月。

个人史:否认吸烟、饮酒史,否认吸毒史,否认药物依赖及成瘾史,否认冶游史。

患者完善术前各项检查及相关宣教后,在全麻下行"腹腔镜下左尾状叶肝癌切除术",术后诊断:左侧肝尾状叶肝癌;慢性活动型乙型病毒性肝炎。患者回病房时精神软,情绪稳定,腹部切口敷料干燥,切口钝痛,NRS评分为3分,PCA 2mL/h注入,无恶心、呕吐等不适。胃肠减压管引流通畅,引流出少量墨绿色液体,置管深度60cm;肝断面引流管1根接引流袋;引流出少量血性液体;小网膜孔引流管1根接引流袋,引流出少量血性液体。留置导尿通畅,尿色清,右颈穿导管1根留置15cm,固定好,输液通畅。营养评分1分,跌倒/坠床评分1分,压力性损伤评分12分,Barthel评分20分,DVT评分13分。正确执行医嘱,予以Ⅰ级护理、禁食,低半卧位休息,抗炎、护胃、护肝、止痛、营养支持治疗,记录24h尿量,予以特利加压素针1mg,4mL/h微泵维持,鼻塞吸氧3L/min,心电监护,测成人早期预警评分。

一、定义

原发性肝癌的病因和发病机制迄今未明,可能与病毒性肝炎、肝硬化、黄曲霉菌、亚硝酸铵类致癌物等因素有密切关系。手术切除是肝脏肿瘤最根本的治疗方法。根治性手术切除常可以有效改善肝癌患者的生活质量,延长患者生存时间。传统的开腹肝切除术腹壁切口较大、术中出血量多、术后恢复时间长,患者的经济负担重。随着临床医学技术及肝脏外科技术的发展,腹腔镜技术以其可靠性高、安全性好等优点,在临床肝癌切除术中得到广泛应用。目前所倡行的精准肝切除是微创观念指导下外科手术的典型,其在追求彻底清除目标病灶的同时,强调确保剩余肝脏解剖结构完整和功能性体积最大化,并最大限度地控制手术出血和全身性创伤侵袭,最终使手术患者获得最佳康复效果。精准肝癌切除术的实现得益于充分的术前准备,以及出入肝血流选择性阻断技术等,最大限度地减少损伤及出血。精准手术外科的核心在于微创和快速康复,但由于肝癌切除术存在创伤大、手术复杂的特点,术前术后注意点多,因此要加强围手术期护理,将快速康复理念用于围手术期护理,包括心理护理、健康教育、缩短导管留置时间、强化术后早期活动和肠内营养等内容。

快速康复外科(fast track surgery,FTS)护理理念由Kehlet等首次提出,即依据循证医学的原则,采取围手术期处理的一系列优化措施,以减少或降低患者的生理和心理创伤,减少术后并发症,促进患者快速恢复,改善预后。其主要内容包括:术前教育;运用多模式镇痛充分进行术后镇痛;术后早期下床活动;早期经口进食;减少或尽量不使用鼻胃管减压;缩短术前禁食禁水的时间;避免术中过度补液或补液不足;鼓励使用微创手术等。

但是,因为肝脏血运丰富,术后出血量较大,医护人员应对患者是否适合进行快速康复进行全面的评估,以防发生意外。

二、手术方式与麻醉方式

手术方式包括腹腔镜手术、开腹手术。麻醉方式为全麻。以下护理措施是以腹腔镜手术为例。

三、术前护理

(一)术前评估

肝癌术前护理评估极为重要,需整体评估患者的心、肺、肾、肝功能及营养等情况。其中精准的肝功能评估是预防术后肝衰竭的重要指标,除了采用传统的Child-Pugh分级标准对肝功能进行评估外,近几年还引进了吲哚菁绿(indocyanine green,ICG)排泄试验,该试验结果可以实时反映患者肝功能状况,动态观察肝功能变化,并定量检测肝功能潜力大小,对帮助判断肝脏切除范围及预后有重要价值。试验结果指标值:滞留率正常值≤10%,百分比越大表示肝功能储备越差,肝脏耐受手术切除范围越小。该试验由医护联合操作,检测前详细询问既往史,对本制剂及碘过敏的患者禁行该检查。ICG药液注入后,观察有无恶心、口麻等过敏症状,检查前需禁食6~12h,确保留置针通畅,预防药液外渗。检查时要注意排除手机干扰,当患者为高脂血症、高胆红素血症时,测量结果会不准确。操作时注意预防药物外渗,若发生药液外渗,穿刺点周围皮肤出现绿色渗出伴肿胀,可予以硫酸镁外敷缓解症状,一般1周后绿色完全消退。

(二)心理护理

术后患者面对癌症和手术创伤的双重打击,容易产生紧张、恐惧、焦虑、抑郁的情绪。心理护理对临床治疗可起到辅助作用,心理护理有利于患者平稳渡过围手术期,减少手术并发症的发生。护士应正确评估患者的应对能力,首先评估患者的心理状态和家庭支持程度。患者存在不同程度的紧张和焦虑情绪,个别患者有抑郁倾向,消极对待治疗。护士应在术前确认患者具备良好的家庭支持。建立良好的护患关系,了解患者的心理需求和心理特征。进行有针对性的心理疏导,并告知手术治疗对疾病的重要性,必要时请病友现身说法,或请精神科会诊,帮助患者以良好的心态接受手术治疗及护理。

(三)术前健康宣教

从患者入院开始,责任护士应采取提供彩页、小册子、视频、团体卫教等多种方式对患者进行术前健康教育。宣教内容包括:疼痛相关知识,疼痛的自我评分方法,术后镇痛的好处,早期下床活动的目的和方法。根据肝脏手术的特点,术前教会患者翻身4步法和起床6步法,有效的咳嗽咳痰方法和预防下肢深静脉血栓的踝泵运动方法。结合图6-1介绍术后各导管的固定方法及带管活动方法。

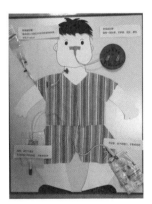

图6-1　术后导管的固定方法及带管活动方法

(四)术前准备

术前做好备血、皮试、皮肤等准备工作,快速康复外科理念不主张常规行术前肠道准备。肠道准备中,口服大量液体或泻药引起的脱水,对患者是一种损伤,可引起生理环境的改变,增强围手术期应激反应。患者术前2h可以进不含乙醇、含少许糖的透明液体,如清水、茶、咖啡、果汁等;成人和儿童术前6h可进易消化食物,如面包、牛奶等,术前8h可进正常饮食。术前1d清洁皮肤,术野不常规剃除汗毛。

(五)术中护理

术中保持正常体温是FTS中需要考虑的另一个重要问题。低温常导致患者在复温过程中发生应激,有损害凝血机制以及白细胞功能、增加心血管负担等不良作用。有研究表明,体温下降1~3℃,术后切口感染的概率将增加2~3倍。

(六)术后护理

1.一般护理

保持病室安静整洁,床单位清洁干燥,促进患者舒适。禁食期间,落实口腔护理,每日2次,病情允许可改为早晚刷牙,鼓励患者生活自理,勤漱口,以保证口腔及咽喉部清洁,同时可帮助患者提高自信和对康复的信心。留置导尿期间,行会阴护理,2次/d,预防尿路感染。肝癌切除术后患者出汗较多,予以每日擦浴,保持皮肤清洁。

2.病情观察

患者麻醉清醒后回病房即予以垫枕低半卧位休息,吸氧、心电监护,每半小时监测生命体征1次;2h后,若生命体征平稳,则改为每小时监测1次。观察腹部体征,注意切口敷料渗液情况,记录24h液体出入量,监测水、电解质和酸碱平衡情况。术后2d需每班评估患者呼吸系统,观察有无胸闷、气促及咳嗽咳痰情况。听诊肺部呼吸音,监测脉搏氧饱和度或动脉血气分析,必要时行胸部影像学检查,以早期发现患者肺不张、肺部感染或胸腔积液等并发症。

3.引流管护理

腹部全麻手术患者常规放置鼻胃管、腹腔引流管和导尿管。快速康复外科理念认为,各类导管明显影响患者术后活动,增加患者术后康复的心理障碍,应选择性地使用各类导管,在安全的前提下尽可能少放或尽早去除引流管。操作中严格无菌操作,定期挤捏导管,并及时更换引流袋,保证有效引流,注意观察引流液的量、颜色、性质,并如实记录。观察腹腔引流液有无出血或胆漏表现,如有异常及时报告医生。部分患者因为腹水等原因,会发生引流管周或引流管口渗液现象。管周渗漏和切口渗液是制约患者活动和造成皮肤受损的重要因素,可利用造口袋作为管周渗漏引流装置(图6-2)。造口袋为用于人工肛门的普通造口袋,在造口袋端封口旁打孔,与普通引流袋相适配。将引流袋经接口插入造口袋内,与小孔接触处用透明敷贴密封。当发现管周渗漏时,先将做好的造口引流装置与患者接触面的中心处剪一相应的孔,将引流管伸进造口袋,与袋内引流袋的接口对接,管周消毒后,将造口袋固定在管周。此法经临床使用证明,可有效减少腹部术后并发引流管周围渗漏患者的换药次数,降低皮肤损伤的发生率,提高患者舒适度。

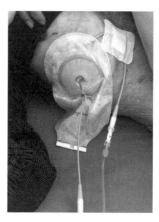

图6-2　造口袋作为管固渗漏引流装置

4.营养支持

术后尽早恢复进食是快速康复计划中的一个重要环节。早期恢复进食可以减少腹部手术后的并发症,预防感染,缩短住院时间。在患者麻醉清醒后,即可给予温开水棉棒湿润口腔,每隔30~45min进行1次;术后24h,无须肛门排气即可拔除鼻胃管,患者开始进食喝温水30~50mL/次,两次间隔1~2h;患者如无腹胀、恶心、呕吐等不适,可进流质,待患者肛门排气后改为半流质,并循序渐进逐步恢复普食。白蛋白几乎完全在肝脏内合成,部分肝脏切除,尤其是肝功能已受损的患者来说,可能对肝脏制造白蛋白功能是一个严重的打击,术后给予补充高蛋白饮食及适量静脉补充血制品可提高患者白蛋白指标。

5.早期活动指导

何为"早期",何为"下床活动",目前并无统一定义。术后早期活动有改善血液循环、增加肺活量、减少静脉血栓形成等作用;也能促使胃肠功能恢复,预防腹胀,促进血液循环,预防精神抑郁,对缩短手术恢复期、尽快恢复日常生活能力有重要的作用。护士应以患者舒适为切入点,利用晨晚间护理收集患者活动耐受能力、疼痛评分、引流液情况、腹部体征等资料制定患者个性化活动计划。术后2~4h,给予按需改变体位,协助患者翻身活动;术后1d,指导患者结合呼吸在床上进行伸展活动,协助平卧位、低半卧位、高半卧位交替活动;术后2~3d,指导患者应用臂力掌握用力支点,行床上坐起与下床活动。嘱患者活动时间与强度以不感到疲劳为原则循序渐进。

(七)并发症护理

1.腹腔出血

腹腔出血是肝癌术后的严重并发症多发生于术后24h内。肝癌患者常伴有肝硬化,肝叶切除术后,患者凝血机制较差或术中止血不彻底、血管结扎线滑脱等会导致腹腔出血。术后应严密监测生命体征,观察腹腔引流液的颜色、量、性质。若腹腔引流管持续引出鲜红血性液体或1h内引流量达200ml,且触摸引流袋有温热感,患者出现脉搏细速、皮肤苍白、全身出冷汗、原因不明的低血压等休克症状,应警惕腹腔出血,立即告知医生。向患者强调术后24h绝对卧床,避免剧烈咳嗽,严密观察患者病情变化,待血压稳定后,给患者采取半卧位或斜坡卧位,以防止术后肝断面出血。配合医生进行处理,积极给予止血、输血、抗休克治疗,并做好再次手术准备。

2.胸腔积液

胸腔积液是肝叶切除术后发生率较高的并发症。发生原因与多种因素有关,例如合并肝硬化及术后肝功能不良低蛋白血症引起胸腔渗出,膈下积液引流不畅引发胸腔积液等,严密观察患者呼吸的节律、频率及两肺呼吸音变化,如患者出现胸闷、气促、呼吸音减弱等症状,警惕胸腔积液的发生,可行胸片或超检查以明确诊断,一旦发生胸腔积液,应配合医生行胸腔穿刺抽液同时做好胸腔引流护理。

3.膈下积液

肝切除术中分离肝周韧带以及术后肝创面的积液在膈下聚集容易导致膈下积液。保持腹腔引流管通畅,经常检查并挤压引流管,监测体温。若患者术后3~5d体温仍升高,则考虑有膈下积液可能,需行超声波定位,必要时行腹腔穿刺引流。

4.肝功能衰竭

肝功能衰竭是肝叶切除术后最严重的并发症,也是术后死亡的重要原因。对于术后肝功能差的患者,应密切观察意识变化,如患者出现烦躁不安、谵妄、欣快感、表情淡漠、扑翼样震颤、昏睡等肝性脑病先兆,或出现黄疸且逐渐加深,肝功能各项指标不见好转,应考虑肝功能衰竭。持续给予中低流量吸氧以增加肝细胞的供氧量,有利于肝细胞的再生与修复,慎用有损肝功能的药物,积极给予保肝降血氨治疗。对于选择人工肝支持系统治疗的患者,则要做好相关护理,同时需关注并预防肝性脑病患者坠床、咬舌意外拔管误吸等潜在安全问题。

5.下肢深静脉血栓

深静脉血栓形成(deep venous thrombosis,DVT)是腹腔镜肝癌切除术围手术期常见的并发症。当DVT的发生风险较高且患者没有出血的风险时,可采用物理预防和抗凝药物联合预防;对于高危出血患者,在出血的风险降低之前,应只采用物理预防,没有出血倾向后,再开始联合抗凝药物预防,以防止出现意外,造成更多严重的并发症。较为权威的物理预防措施有间歇充气加压(intermittent pneumatic compression,IPC)、梯度压力弹力袜(graduated compression stockings,GCS)和足底静脉泵(venous foot pumps,VFP)。物理预防措施的主要机制是模仿机体活动时腿部或足底肌肉收缩对下肢静脉的压迫,从而促使下肢静脉血液回流,防止血液淤滞,减少深静脉血栓形成的高危因素。其中,GCS在临床较为常用(图6-3),GCS应在每天早起时穿戴,此时下肢尚未直立,血液淤滞较轻微,穿戴后每隔4～6h及时检查GCS是否平整,防止褶皱处对皮肤的压迫;在睡前脱下,便于肢体血液的通畅回流,增加患者的耐受力和舒适度。

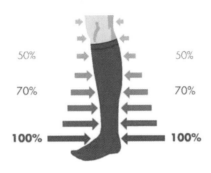

图6-3　梯度压力弹力袜

此外,踝泵运动是一种患者主动完成的促进下肢静脉血流的方法,是指通过踝关节的运动,像泵一样促进下肢血液循环和淋巴回流,简便经济,容易被患者所接受,可分为屈伸和绕环两组动作。

(1)屈伸动作患者平卧或坐于床上,大腿放松,然后缓慢地尽最大角度地做踝关节跖屈动作,即向上勾起脚尖,脚尖朝向自己,维持10s左右,之后再向下做踝关节背伸动作,脚尖向下,保持10s左右,循环反复地屈伸踝关节(图6-4)。目的是让小腿肌肉能够持续收缩。

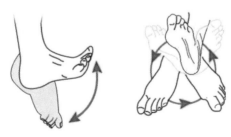

图6-4　踝泵运动

（2）绕环动作就是踝关节的跖屈、内翻、背伸、外翻组合在一起的"环绕运动"，分顺时针、逆时针两个方向，交替时行，对于增加股静脉血流峰速度的方面要比单独进行踝关节屈伸运动练习更好。

踝泵运动5～8次/d，5min/次，逐渐适应后再增加强度。

（八）出院指导

出院前教会患者自我监测病情的方法，若出现水肿、出血、黄疸、切口感染或裂开等症状，及时就诊；避免劳累，注意劳逸结合，在病情和体力允许的情况下可适量运动，但切忌过量、过度运动；宜进食高蛋白低脂富含维素宜消化饮食，忌辛辣烈酒浓茶等刺激性食物和烟熏霉变食物。对于带管出院的患者，指导患者注意保持引流管引流通畅，注意引流袋高度，保证有效引流，可指导患者使用腰带、斜挎包等有效固定引流袋，避免引流管扭曲折叠，定期门诊换药，择期拔管（图6-5）。

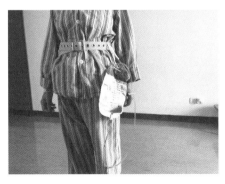

图6-5　指导带管出院患者

若患者有腹水应严格控制入水量,限制食盐的摄入量;忌滥用药物以免损伤肝功能;根据医嘱定期复查一般于术后1个月复查血常规肝功能和腹部B超。若综合评估为肿瘤复发中高危人群,术后1个月需行肝动脉插管化疗以预防肿瘤复发。

参考文献

[1]丁蔚,张峰,李国强,等.快速康复理念在肝癌肝切除术围手术期处理中的应用[J].中国普通外科杂志,2013,22(1):32-36.

[2]陈黎明,卞丽芳,宋文华.精准肝癌切除术的围手术期护理[J].护理与康复,2013,12(8):744-746.

[3]麦结珍,李巧云,温文敏.加速康复外科在腹腔镜肝癌切除术围手术期康复护理的应用[J].消化肿瘤杂志(电子版),2015,7(4):223-226.

[4]郭宪民,唐婉,王秀荣.快速康复外科理念对腹部手术患者围手术期护理影响的Meta分析[J].中国实用护理杂志,2018,34(2):154-160.

[5]Smith I, Kranke P, Murat I, et al. Perioperative fasting inadults and children: guidelines from the European Society of Anaesthesiology[J]. Eur J Anaesthesiol, 2011, 28(8):556-569.

[6]江志伟,李宁,黎介寿.快速康复外科的概念及临床意义[J].

中国实用外科杂志,2007,27(2):131-133.

[7]Kibber VA,Hayes RM,Johnson DE,eta1. Early postopera-tiveambu-lation:back to basics[J]. AmJ Nurs,2012,11(4):63-69.

[8]范淑君,李志娟,周燕秋.完全腹腔镜肝癌切除术的围手术期护理[J].护理实践与研究,2011,8(2):48-49.

[9]刘林,许勤,陈丽.腹部外科手术后患者早期下床活动的研究进展[J].中华护理杂志,2013,48(4):368-371.

[10]龚淑梅,李国荣.68例精准肝切除术患者的围手术期护理研究[J].国际护理学杂志,2012,31(6):981-983.

[11]山慈明,尹慧珍,杜书明等.围手术期深静脉血栓形成的物理预防研究进展[J].中华护理杂志,2014,49(3):349-354.

（周　洁）

案例七 ├ 舌癌围手术期护理

患者吴某,男,65岁,确诊舌癌1月余。检查示:左舌腹有一大小约1.0cm×1.0cm的洞穿性溃疡,基底部可触及浸润性肿物,质地中等,边界不清,表面高低不平,舌运动因疼痛而受限。门诊行舌肿物病理活检,病理结果为左舌高分化鳞癌,为求进一步治疗,门诊以"左舌腹鳞癌"收住入院。患者入院时舌部持续性钝痛,NRS评分为2分。

既往史:否认其他疾病及过敏史。

个人史:有吸烟史30年,每天20支,未戒。饮酒史30年,未戒。

患者完善术前各项检查及相关宣教,在全麻下行"左舌恶性肿瘤扩大切除术＋颈淋巴结清扫术＋胸大肌皮瓣修补术＋气管切开术"。术后转ICU。术后第1天,患者由监护病房转至口腔科,入科时患者神志清,气管切开处接人工鼻使用,口内创口缝线在位,皮瓣呈苍白色,口外创口缝线在位,创口置2根负压引流管,引流通畅。颌下部引流出约40mL血性液体,颈部引流出约60mL血性液体。左胸部创口缝线在位,胸带使用,外观清洁干燥。外周静脉接PCA 2mL/h维持。遵医嘱予以Ⅰ级护理、鼻饲流质、持续人工鼻吸氧3L/min、持续心电监护,并予以抗炎、补液、预见性止痛等对症治疗。患者术后无法语言表达,根据脸谱法评估,切口持续性疼痛评分为2分,Barthel评分为重度依赖,DVT评分为13分,已汇报医生。术后诊断:左舌腹鳞癌。

一、定　义

舌癌是最常见的口腔癌,占全部口腔癌的30%左右。舌癌85%以上发生在舌体,多数发生在舌中1/3侧缘部。大多数为鳞状细胞癌,少数为腺癌、淋巴上皮癌或未分化癌。

舌癌一般恶性程度较高,生长快,浸润性较强,常波及舌肌,导致舌运动受限,使患者说话、进食及吞咽均发生困难。

二、手术方式与麻醉方式

舌癌的治疗以手术为主。舌癌的手术治疗主要包括舌癌原发灶切除术、颈淋巴结清扫术及各种肌皮瓣修复术。以安全和保证呼吸道通畅为原则,均采用全身麻醉。

三、手术前护理

(一)心理调适

舌是人体重要的器官之一,具有语言、咀嚼、吞咽、呼吸等功能。患者由于担心肿瘤复发和转移及术后外形而可能产生忧郁、焦虑等情绪。首先,应阐明手术的必要性和重要性,并告知患者及其家属手术的目的、优点、基本过程及麻醉方式,帮助其了解手术情况,消除患者顾虑。护士应主动与患者交流,根据患者的心理特点,介绍疾病相关知识、医生和护士的简况及手术成功的案例,增加患者的信心。告知患者准备写字板,在病情允许的情况下,让患者通过书写与护士及家属进行交流,满足患者的心理需要,让患者有一个良好的心理状态接受手术。对于无法书写的患者,提前准备简单交流图册,或告知其用手势来表达自己的需求,如伤口痛、要吃饭、大小便等,这样护士就可以采取针对性措施帮助患者解决困难。

(二)戒　烟

吸烟与术后并发症的发生率和病死率呈正相关。吸烟会刺激呼吸道,引起细支气管收缩,减弱气管内纤毛对黏液的清除能力,引起痰液淤积,影响术后排痰。术后如果排痰不充分,极容易出现肺不张,肺部感染的风险明显增加。病房内绝对禁止主被动吸烟,因为香烟中的尼古丁等成分容易损害血管内皮细胞,易造成血管痉挛与栓塞,对手术成败有很大影响。

(三)口腔准备

为降低口腔感染的风险,保证移植瓣的成活,术前口腔护理尤为重要。口腔内适宜的温度、湿度和食物残渣,有利于细菌繁殖,因而可导致多种疾病的发生。应及时治疗口腔内及鼻腔的炎性反应;及时清除牙垢、牙石。因此术前3天饭后、睡前可给予适当的消毒含漱剂,如西吡氯铵含漱液,每次15mL,持续含漱60s以上,一日4次。

(四)术前指导

(1)术前训练卧位体位,头颈制动:皮瓣移植术后需卧床及头部制动,如行颌面部肿瘤皮瓣移植术加皮瓣修复舌缺损,需在颈部吻合血管,为防止血管蒂扭曲或受压,避免血管受到牵拉、压迫等刺激,故应向患者解释卧床头颈部制动的必要性。

(2)指导患者术前床上大小便训练:手术限制、安置各种引流管等原因,患者术后短时间内需在床上大小便。故术前需练习床上大小便,这样可避免因习惯的改变而造成便秘和尿潴留。告知患者当发生小便难以自行排出时,可先采用热敷、听流水声等方法诱导排尿,必要时可进行导尿。

(3)学会深呼吸和有效咳嗽咳痰的方法:术后患者往往因切口疼痛、咳痰困难而使呼吸道分泌物无法排出。因此,术前需教会患者有效咳嗽咳痰的方法,防止术后呼吸道感染。指导患者取坐位或半坐位,咳嗽时双手交叉,手掌根部放在切口两侧,向切口方向按压,以保护伤口,先深呼吸,在吸气末轻轻咳嗽几次,使痰松动,然后再深吸气后用力咳嗽,排出痰液。对于痰液黏稠的患者,可采用雾化吸入,或使用药物使痰液稀薄,以利于咳出。

(五)睡　眠

术前晚保证充足的睡眠,必要时遵医嘱使用有助于睡眠的药物。

(六)术前准备

手术前一日在病区内进行术前准备工作,如皮试、术前指导、麻醉科会诊、备血、手术标识描记等。

(七)术前准备完善情况

女性患者询问月经是否来潮;术前应全面了解病史,做好全身体格检查;根据手术的性质与麻醉的需要,完善术前各项常规实验室检查,如血常规、凝血功能、输血前检查、血型、血液生化全套、胸片、B超、心电图及其他特殊检查。

(八)皮肤准备

需作舌成形术以及皮瓣移植的患者,应保护好供皮区的皮肤,避免局部静脉采血及注射等。

四、手术后护理

(一)保持呼吸道通畅

创口炎症水肿,易导致患者发生舌后坠而致呼吸道梗阻。护士应注意观察患者的呼吸情况,保持其呼吸道通畅;口腔及鼻腔内分泌物及时咳出或吸出;术后常规予以雾化吸入治疗。鼓励患者深呼吸和有效咳嗽咳痰,根据病情给予翻身拍背,以排出气道分泌物。如作气管切开,应按气管切开常规护理。

人工鼻是一种轻而柔软的人工替代上呼吸道功能的湿热交换器,人工鼻可使气道内温度保持在29~32℃,绝对湿度保持在29~32mg/L,同时,对细菌有一定过滤作用。

(1)保持气管套管妥善固定,固定系带松紧度适宜;如气管套管有明显污染,应及时给予更换。每日对气管切开处用碘伏消毒,无菌纱布覆盖,防止空气中颗粒粉尘等直接进入气道。

（2）使用人工鼻时，注意观察患者痰液的量和性质。若气道内出现大量分泌物或有咯血时，应暂时停用人工鼻，以防分泌物阻塞人工鼻内芯，导致气道内压上升。应用人工鼻时，应严密观察患者生命体征及血氧饱和度，及时发现缺氧或窒息的表现。若发现异常，应立即检查人工鼻是否通畅，并及时更换阻塞的人工鼻。雾化时，可将人工鼻取下，将雾化装置连在气管切口处，雾化后应先予以吸痰，待吸净痰液后再将人工鼻戴上，防止人工鼻被痰液污染。若人工鼻有污染，应立即更换。

（二）卧　位

患者回病房全麻清醒6h后，可取平卧位或低半卧位，以减轻颈部的肿胀程度，促进静脉回流。

（三）预防压疮

安排患者睡气垫床，合理使用翻身垫及靠枕，穿着柔软、舒适，保持床单位整洁干燥。患者术后头颈部需要制动，协助患者翻身时必须进行轴线翻身，即头、颈、肩、腰、髋保持在同一直线上。每2h协助患者翻身、拍背1次，按摩受压部位。有气管切开者，翻身前应检查气道是否通畅，气管套管的系带是否牢固，并清理气道内的分泌物。

（四）预防下肢深静脉血栓

全麻患者需做肢体的被动及主动运动，如抬臀、足踝主被动运动、旋转运动、按摩挤压小腿肌肉、膝关节伸屈运动、下肢抬举运动、深呼吸运动，以预防深静脉血栓形成。

（1）双足主动、被动伸屈运动（图7-1—图7-3）：平卧位，双腿自然放松，双足足踝跖屈50°（脚尖向下踩）并背伸30°（脚尖向上勾），频率为24次/min，每次运动5min。

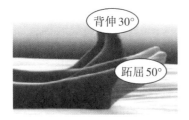

图7-1　双足主动伸屈运动

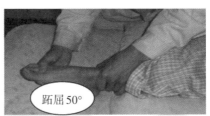

图7-2　足部被动跖屈

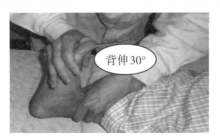

图7-3　足部被动背伸

（2）双足主动被动旋转运动（图7-4）：平卧位，双腿自然放松，以踝关节为中心做伸、内旋、屈、外展的360°"旋转"运动，频率为15～24次/min，每次运动5min。

（3）膝关节伸屈运动（图7-5，图7-6）：踩踏自行车动作，频率为24次/min，每次运动5min。注意屈膝过程中足跟不能抬离床面。

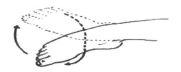

图7-4　足部旋转运动

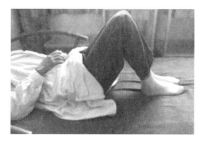

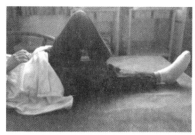

图7-5　平卧膝关节弯曲小于90°　　　　图7-6　膝关节伸直到0°

（4）下肢抬举运动（图7-7—图7-8）：平卧位，双腿自然放松并保持膝关节伸直，抬高至足跟离床面10～15cm处，保持30～60s，每天锻炼3组，每组20次。

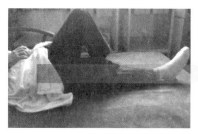

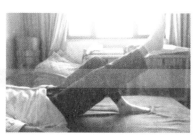

图7-7　平卧膝关节弯曲，　　　　　图7-8　膝关节伸直抬高
　　　另一侧膝关节伸直

(五)疼 痛

一般手术后伤口都会引起患者疼痛不适。疼痛是患者的主观感受,通常使用疼痛数字评分法(NRS)、面部表情评估量表法及疼痛行为指标量表(FLACC含昏迷患者)三种方法对疼痛的程度进行评估。

(1)数字评分法(NRS):按照疼痛对应的数字,将疼痛程度分为以下几级:轻度疼痛(1~3分),有疼痛但可忍受,生活正常,睡眠无干扰。中度疼痛(4~6分),疼痛明显,不能忍受,要求服用镇痛药物,睡眠受干扰。重度疼痛(7~10分),疼痛剧烈,不能忍受,需用镇痛药物,睡眠受严重干扰,可伴自主神经紊乱或被动体位。NRS适用于有一定文化程度、能良好沟通的患者(图7-9)。

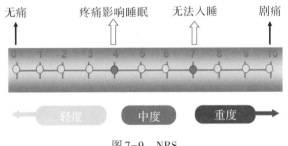

图7-9 NRS

(2)面部表情疼痛评分量表法(脸谱法Wong-Baker):是用6种面部表情从微笑、悲伤,甚至痛苦哭泣的脸谱来表达疼痛程度的(图7-10)。疼痛评估时,要求患者选择一张最能表达其疼痛的脸谱。脸谱法适用于表达困难的患者以及存在语言或文化差异或其他交流障碍的患者,如儿童、老年、国外患者等。

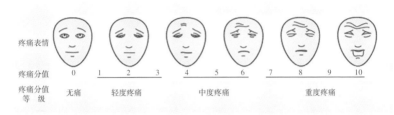

图7-10　面部表情疼痛评分量表

（3）疼痛行为指标量表（FLACC）:包括面部表情、腿、活动力、哭泣、安抚程度五个条目（表7-1）。每一条目0~2分,总分10分。使用时,护士至患者床旁观察5min以上。FLACC适用于无法正确表达的患者以及某些婴幼儿、儿童患者。

表7-1　疼痛行为指标量表（FLACC）

条目	内容	得分
面部表情	0分　是放松的,没有表情或微笑。 1分　偶尔出现愁眉苦脸、畏缩或淡漠。 2分　经常或持续出现紧张皱眉、咬紧牙关、下巴颤抖。	
腿	0分　姿势正常或放松的。 1分　不舒服、焦躁不安、紧绷、腿很直;很僵硬或快速扩展,屈曲。 2分　踢脚或抬腿。	
活动力	0分　平静卧床、正常姿势、能轻易移动。 1分　身体扭曲、辗转反侧、紧绷。 2分　身体拱起、僵硬或痉挛。	

续表

条目	内容	得分
哭泣	0分 清醒时或睡觉时没有哭泣。 1分 呻吟或呜咽,偶尔抱怨。 2分 持续哭泣,尖叫或啜泣、频繁抱怨。	
安抚 程度	0分 满意的、放松的。 1分 可借由偶尔的触摸、拥抱或谈话使之分心。 2分 难以被安慰或抚平。	
总分		

(六)注意事项

1.卧　位

患者术毕回病房,采取平卧、头正中位或略微偏向术侧体位(图7-11),以降低皮瓣内微血管吻合的紧张度。术后6h保持床头抬高15°～30°,以减轻颈部水肿,改善呼吸道通气,有助于皮瓣的静脉引流。根据血管蒂的长度及张力情况决定头位

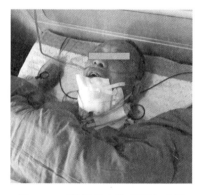

图7-11　颈部正中位或稍向术侧

并制动5～7d,两侧可放沙袋固定,减少头部转动,以减少局部牵拉刺激,降低血管蒂的张力,保证皮瓣良好的血液循环,防止血管痉挛发生血管危象。护士分级巡视,注意关注患者的体位,及时纠正不恰当的体位。术后正确的体位是保证皮瓣存活的重要措

施之一。翻身时保持头、颈、躯干为同轴位,以防吻合的血管蒂扭曲发生血管危象。

2.病房环境

移植皮瓣血液循环对寒冷刺激敏感,温度过低有可能引起血管痉挛,从而导致吻合血管栓塞和组织瓣缺血坏死。因此,需保持室温在26℃左右,湿度在50%～60%,让患者感到舒适。夏天避免空调或风扇冷风直接刺激皮瓣组织,以免因环境温度过低致血管痉挛,影响皮瓣血液供应。注意保暖,定时开窗通风,保持室内清洁干燥,勤换床单,每日空气消毒,严禁主被动吸烟,以免影响皮瓣愈合。尽量为患者提供单间,保证良好的休息。

3.皮瓣监测

皮瓣转移后,其颜色一般要经过"苍白—暗红—淡红"这一过程。血液循环良好者,皮瓣24～48h呈白色,有光泽;48h后变为暗红色;72h后皮瓣红润、有光泽,局部无肿胀、皱缩、弹性好。

术后皮瓣的血运监测是术后观察重点,发现问题及时处理与否将直接关系到手术的成败。术后需严密观察皮瓣组织血运情况,包括皮肤色泽、肿胀程度、皮温及毛细血管充盈情况,警惕动静脉血管危象发生。皮瓣血管危象一般发生在术后72h内,尤其是术后24h内。因此,术后24h内每30min观察并记录1次,24～72h内每1～2h记录1次,72h后每天观察2～3次。手术当天值班护士要在手术医生指导下了解皮瓣的位置,对皮瓣进行观察,并做好交接班工作。

（1）观察方法：护士站在患者的皮瓣一侧，用口镜牵拉充分暴露口腔内的皮瓣，用手电筒照射皮瓣，注意灯光不能太暗，也不能用白色强光，以免皮瓣色泽发生偏差，影响观察的结果。

（2）观察及记录重点：

①皮瓣的颜色：术后24h内皮瓣略显苍白，以后逐渐变为粉色，且有光泽，皮纹清晰，如皮瓣苍白渐进性加重，为动脉供血不足导致，是动脉血管危象的早期表现。如皮瓣色泽逐渐变暗、变青紫，则为静脉回流受阻导致，是静脉血管危象的表现。一旦发现皮瓣颜色发生异常，应及时报告医生。

②皮瓣的温度：术后7d内，应每小时测量皮温1次，并与健侧对照，测量皮温时，部位要固定，压力要恒定。皮瓣的温度应在33℃。如果低于健侧处3℃以上或降到27℃以下，则提示血液循环障碍，需立即报告医生处理。

③毛细血管充盈反应：检查时，用棉签轻压移植皮瓣，使表面呈苍白，然后放松压迫，皮瓣在1～2s内转为红润为正常；如超过5s或反应不明显，考虑有血液循环障碍。

④皮瓣的张力：观察张力时，需与健侧对照，皮瓣张力应同健侧或略高于健侧。如张力升高，皮瓣触之较硬，皮肤变紫，可能发生静脉血管危象；如张力降低，皮瓣触之干瘪、凹陷且苍白，可能存在动脉供血不足，应立即报告医生及时处理。

⑤针刺试验：用棉签擦净皮瓣的分泌物，消毒皮瓣后，用7号针头刺入皮瓣5mm深度，如有新鲜血液流出，则为血运正常；如

不出血或仅可挤出少量血液,则为动脉血供不足,表明有动脉血管危象;如针刺后立刻流出暗紫色血液则表明有静脉血管危象。此试验是证实皮瓣是否发生血管危象的可靠指标,但不能作为常规检测方法。仅在以上4个方面不能确定的情况下,由医生操作检测。

必要时可以一些监测仪器辅助观察皮瓣的血运情况,如超声多普勒血流仪、激光多普勒血流仪或经皮血氧监测仪等,争取准确判断早期的血管危象。一旦发现组织瓣出现血管危象且并无好转可能,应即刻行探查术,不可采取观望等待的态度而贻误抢救的时机。有学者认为,出现血运障碍后的6h内,抢救成功率较高;超过时间,血管内血栓呈胶冻状,血管内膜受损,皮瓣的微循环会发生不可逆改变。

(七)引流管护理

因头面部的血管丰富,加之皮瓣移植后不主张用止血药,反而要用血管扩张药物,导致术后渗血、渗液较多,故留置负压引流管相当重要。若引流不畅,可形成血肿,导致颈部吻合血管蒂受压,进而诱发皮瓣血管危象。术后一般在颌下和下颈部置2根引流管接负压引流(图7-12,图7-13)。应妥善固定引流管,防止滑脱,保持各引流管通畅,保持引流中的液体不超过1/2,确保有效的负压,及时记录引流液的量、颜色,并注意负压引流球是否保持负压,引流球或管是否有破裂漏气,引流量和颜色是否正常。当引流液增多且为血性液体时,应考虑伤口出血的可能,及时采取止血措施。一般术后2～3h引流量<100mL,24h引流量为200～300mL。术后24～72h,引流量<30mL,则可考虑拔管。

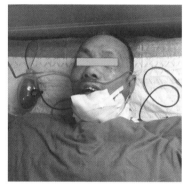 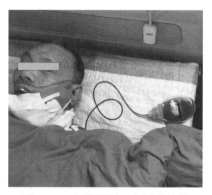

图7-12　颌下创口负压引流管　　　图7-13　左颈部创口负压引流管

(八)术后口腔护理

由于术后患者张口受限、舌功能受损,加之自身抵抗力低等,导致口腔自我清洁能力大幅减弱。细菌极易在口腔内滋生,从而引发切口感染。口腔护理是预防口腔感染的重要环节。术后患者进行口腔护理时,应采取口腔冲洗与擦拭结合,由两名护士共同配合进行。

操作方法如下:冲洗时抬高床头15°～30°,患者取健侧卧位。使用医用长棉签蘸生理盐水擦拭口腔,清理血痂及口腔分泌物,动作应轻柔。一名护士使用注射器抽取1%双氧水加生理盐水对牙齿、颊黏膜部、舌面组织等不同部位进行缓慢冲洗,另一名护士使用无菌吸痰管从患者口内健侧将冲洗液吸净,吸引负压为

0.04～0.06Mpa,直至吸出液变清,冲洗过程约15min。对于移植皮瓣的患者,为避免游离皮瓣受损,冲洗吸痰管应避开创面缝合处,以免皮瓣缝合线脱落。对于舌癌术后吞咽功能受影响的患者,冲洗过程中应注意观察患者有无呛咳、恶心、呕吐、窒息等情况。

鼻饲患者的口腔护理频率为2次/d;能进食的患者予以抗生素漱口水漱口,4次/d。

(九)患者自控镇痛

根据设定的流量,PCA会自动持续给药48h(图7-14)。在患者感觉疼痛时,可在镇痛泵自控给药按钮上按压一下,就会有一定额外剂量的止痛药快速进入体内。为了避免药物过量使用,PCA内有一个安全保护机制,15min内多次按压仅有一次有效(图7-15)。

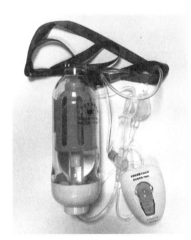

图7-14　自控镇痛泵

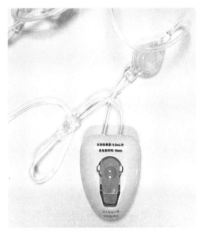

图7-15　自控给药按钮

PCA的不良反应有恶心呕吐、抑制肠蠕动、尿潴留等。恶心明显时，可暂时关闭PCA，待恶心好转再开放PCA。发生呕吐时，将患者头偏向一侧，防止误吸引起窒息。尿潴留是镇痛药物抑制了神经系统的反射作用，干扰了生理性排尿功能而引起的。如果患者不习惯在床上解小便，出现排尿困难等现象，可采取下腹部按摩、热敷、听流水声等措施，如效果不佳，则需留置导尿管。麻醉手术后的镇痛药物导致患者胃肠蠕动减弱，胃排空延迟，使便意迟钝，从而导致腹胀、便秘。发生腹胀、便秘时，宜进食易消化的半流质饮食。

（十）营养支持

1.置胃管

术后第1天予以鼻胃管置入，一般鼻饲流质10～14d。拔胃管前，练习吞咽动作，先进行饮水训练，从少量开始，逐渐加量。训练1～2d能正常饮水后可拔胃管。一般情况良好的患者，拔胃管后2～3d逐渐过渡到半流质饮食，3周后可进食软食，然后普食。

2.肠内营养的重要性

肠内营养已被临床研究证明是患者术后营养支持的重要组成部分，是供给患者特殊营养需求、促进患者康复的重要手段之一。有效的早期肠内营养可保护患者胃肠黏膜的完整性，增强免疫功能，改善预后。术前联合营养科按照患者的身高、体重、从事劳动和营养状况等指标计算出每日所需能量、蛋白质和其他微量元素，术后可根据患者情况选择合适的营养液，并指导和细化配置方法和喂养时间,科学规范进行喂养,保证患者营养供给。

3.肠内营养时注意事项

(1)营养液的浓度应遵循循序渐进的原则,浓度由低到高,速度由慢到快,数量由少到多,不足部分由静脉适当补充。开始输注速度宜慢(40~60mL/h),每日500~1000mL,之后每日递增,3~4d内逐渐增加输注速度至100~150mL/h,达到1日所需总量2000mL,每日最大量不超过2500mL。

(2)给予肠内营养时,患者取半卧位为佳,或将床头抬高30°~45°,翻身时动作要缓慢,侧卧以25°~45°为宜,输注完后维持30~60min,防止体位过时,营养液反流至吻合口,影响吻合口愈合。

(3)肠内营养液采用加温器靠近管道近端加温,保持营养液输入温度为37~40℃。若营养液温度过低,则可刺激肠蠕动加快,导致腹泻;若温度过高,则可烫伤肠黏膜。

(4)营养液开启后立即使用,如暂不输注,需置于4℃冰箱内保存,并在24h内使用。

(5)肠内营养期间,患者可能会出现腹痛、腹胀、腹泻、恶心、呕吐等症状,以腹泻、腹胀多见。若出现腹痛、腹泻的症状,应及时告知医护人员,可以减慢滴速或暂停滴入,一般2~4h后可缓解。患者术后肠道功能减弱,蠕动减慢,营养液输注过多或过快,可导致腹胀,此时应可减慢输注速度,腹胀程度较轻者可进行腹部循环按摩,严重者则应暂停营养液的滴注。

4.肠内营养泵的应用

肠内营养泵可精确鼻饲的流量、流速及温度,且营养输注各环节封闭性好,减少了污染的机会,减少了对肠道的刺激(图7-16)。同时营养液能够均匀而缓慢地进入胃肠道,防止胃内容物潴留,降低恶心、呕吐、腹泻等并发症的发生率。而且,肠内营养泵有利于胃排空及肠内营养的吸收,可改善患者的营养指标,提高机体免疫力,从而改善预后。如发生输注异常,营养泵可发出报警,提示护士及时进行处理。

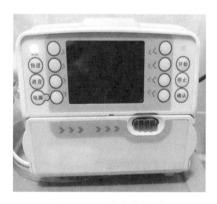

图7-16　肠内营养泵

(十一)康复指导

患者在医护人员的指导下,循序渐进地进行口腔功能的康复锻炼。

①面神经麻痹的康复训练:表情动作训练,自我按摩。

②吞咽训练:咽部冷刺激,冰块刺激。

③舌体功能锻炼:舌癌皮瓣移植术后1周,组织瓣伤口愈合,舌体可以在口腔内上、下、左、右运动或旋转,以增加舌体的灵活性;术后2~3周,可做伸舌、缩舌练习,由慢到快。顶舌练习,舌尖交替顶上下前牙内侧,增加舌尖的感觉和力度。弹舌练习,用舌尖顶弹硬腭前部,发出"嘚嘚"声音,增加舌尖肌肉强度。

四、出院护理

(一)复　查

术后1周门诊复查,若出现伤口红肿、出血、疼痛等不适,应立即就诊。定期复查,预防局部复发、淋巴结转移及远处转移,做到早发现、早治疗。

(二)后续治疗

鼓励患者保持积极健康的心态,指导患者适当休息,劳逸结合,短期内勿从事重体力劳动。注意口腔卫生,用抗生素漱口水漱口,一日3~4次,保持伤口清洁干燥,避免感冒,预防感染。根据医生建议选择放疗或化疗继续治疗。

(三)营　养

建议患者短期内仍进食半流质食物,包括粥、馄饨、面条、蛋羹、香蕉等,忌食坚硬、难咀嚼、过热、酸辣刺激性食物,2~3周后逐渐恢复正常饮食,戒烟酒。

(四)锻　炼

出院后可参加轻度体力劳动和锻炼,保证充分休息。持续进行吞咽和语言训练。

参考文献

[1]唐超,孙静,陈巨峰,等.舌癌患者术后护理干预对生存质量的影响[J].口腔疾病防治,2016,(3):177-179.

[2]罗礼,陈海蒂,张爱兵,等.游离股前外侧皮瓣修复舌癌术的护理[J].护理实践与研究,2016,13(9):77-78.

[3]蔡婷,朱玲.人工鼻在老年气管切开患者中的临床应用效果分析[J].实用临床护理学电子杂志,2017,45:39,45.

[4]李敏,潘瑞丽.一例复发性多软骨炎患者气管切开术后使用人工鼻的护理体会[J].护士进修杂志,2013,28(1):94,95.

[5]陈钰.口腔癌术后鼻饲患者两种口腔护理方法的效果比较[J].福建医药杂志,2015,37(1):144-145.

[6]田思维,喻磊.快速康复外科理念在舌癌围手术期护理的应用观察[J].中国老年保健医学,2016,05:118-120.

[7]李静,李玮,梁伟庆,等.1例高龄胃癌手术后胃瘫患者肠内营养的护理体会[J].肿瘤药学,2013,04:306-308.

[8]叶春芬,王坤玉.不同喂养方式对重型颅脑损伤并发症的影响[J].中国现代医生,2018,56(4):91-93.

[9]彭翠娥,李赞,周波,等.1例舌癌根治并游离股深动脉穿支皮瓣修复重建患者围手术期护理[J].护理实践与研究,2017,14(17):154-156.

（张　峰）

案例八⌒│腮腺肿瘤围手术期护理

患者王某,男,38岁,右耳前肿物5年。发现包块以来略有增大,速度较慢,偶有不适感,建议手术治疗。今日来我院求治,门诊以"右腮腺肿瘤"收入院。体格检查:面部左右不对称,皮肤颜色正常,右耳前区膨隆,可触及一包块,质地中等,界限清楚,无压痛,活动良好,形态规则,约2.0cm×2.0cm,无面神经受累及症状。

既往史:否认其他疾病及过敏史。

患者完善术前各项检查及相关宣教,在全麻下行"右保留面神经腮腺浅叶肿块切除术"。术后右腮腺区创口缝线在位,带回负压引流管1根,引流出血性液体约5mL;创口持续性钝痛,NRS评分为3分,外周静脉接PCA 2mL/h维持。遵医嘱予以Ⅰ级护理、6h后冷流质饮食、持续双鼻塞吸氧3L/min、持续心电监护,并予以抗炎、止痛、补液等对症治疗。术后诊断:右腮腺肿瘤。

一、定 义

腮腺肿瘤是口腔颌面外科常见疾病,以多形性腺瘤及腺淋巴瘤最为常见。在颌面部肿瘤中,腮腺肿瘤发病率非常高,治疗方法以手术切除为主。腮腺肿瘤的手术治疗原则是在保留面神经功能的基础上,彻底完整切除肿瘤。肿瘤位于腮腺浅叶者,做肿瘤及浅叶切除,位于腮腺深叶需做肿瘤及深叶切除。

二、手术方式

腮腺肿瘤一般采取保留面神经腮腺浅叶肿瘤切除术,部分转移率高的恶性肿瘤,可联合应用颈淋巴清扫术。

三、麻醉方式

以安全和保证呼吸道通畅为原则,均采用全身麻醉。

四、手术前护理

(一)心理护理

(1)手术前访视:让患者了解疾病的基本知识、手术方法、可能发生的问题、手术中和手术后注意事项,使患者有充分的心理准备。对于有严重心理障碍的患者,可考虑邀请精神科医师会诊,建立协和的医患关系。

(2)手术前用药:应用适量镇静安眠药物和抗焦虑药物,保证患者术前足够的睡眠;对术前焦虑、烦躁情绪明显者,可使用抗焦虑药物,减轻其焦虑紧张症状,剂量因人而异。

(3)建立良好的医患关系:良好的医患关系在预防术后心理障碍方面发挥重要作用。患者对口腔科医师、麻醉医师、护理人员技术水平的信任直接影响到手术效果,可以向患者介绍医生和护士的简况及手术成功的案例,增强患者对医护人员的信任和对治疗的信心。

(4)手术后疼痛问题:告诉患者,手术后镇痛方法很多,不必对术后疼痛问题有顾虑。

(二)戒　烟

对有吸烟史的患者,劝其严格戒烟,讲解吸烟对术后康复的不利影响。长期吸烟可使支气管分泌物增多和滞留,使支气管上皮纤毛活动减弱或丧失动力,妨碍纤毛的清洁功能,影响痰液咳出;同时,吸烟可直接影响通气功能,增加呼吸道感染风险。

(三)饮　食

成人术前8h禁食,术前4h禁饮,儿童术前6h禁食,禁饮时间缩短至术前2~3h。特别是缩短限制透明液体的摄入时间,避免低血糖、脱水等,建议患者术前一晚睡前加餐,让患者在舒适而又不增加误吸风险的身体情况下接受手术。

(四)皮肤准备

备肿瘤同侧的面、颈部,耳周发际上5~10cm宽发际、修剪指甲、洗澡、更衣。成年男性需刮脸、剃胡须、面部及颈部用肥皂水彻底清洗干净;女性术晨将头发梳到健侧,用皮筋扎起,充分暴露手术部位。

(五)口腔护理

腮腺导管开口于口腔,因此口腔护理特别重要。用漱口液漱口,每次1/2~2/3杯(约10~15mL),含漱2~5min,3次/d。对于张口受限的患者,以压舌板撑开患者颊部,用注射器配口腔冲洗针头,抽20mL生理盐水,将针头对着患者磨牙处,边注边用吸引器吸出,反复冲洗至口腔清洁。

(六)床上大小便训练

手术限制、安置各种引流管等原因,术后短时间患者需在床上大小便。故术前需练习床上大小便,这样可避免因习惯的改变而造成便秘及尿潴留。

(七)术前准备完善情况

询问女性患者月经是否来潮;术前应全面了解病史,做好全身体格检查,根据手术的性质与麻醉的需要,完善术前的各项常规实验室检查,如血常规、血液生化全套、胸片、B超、心电图及其他特殊检查。

五、手术中护理

(一)麻醉配合

护士协助手术者配置局部麻醉药,配合麻醉科医生进行麻醉诱导和气管插管,巡回护士在手术中要加强巡视,保证静脉通道通畅,协助麻醉医生处理各种意外情况。

(二)手术配合

1.手术室器械护士要熟悉手术步骤,密切配合手术者传递器械。

2.巡回护士与麻醉医师配合,手术中看管好气管导管,防止患者因头部活动而脱出。

3.铺单时注意气管插管,有时需要无菌套将螺纹管套好保持无菌。

4.手术比较精细,需要细小针线,护士应管好针线、刀片等小器械。

5.患者往往不能长时间耐受头偏向一侧的体位,巡回护士手术前在患者患侧肩胛下垫一小枕,以减轻颈部肌肉牵拉;同时做好局部麻醉患者的术中心理护理。

(三)术中保温

快速康复外科不是强调外科手术的速度,而是强调减少由医疗措施带来的应激,包括手术创伤的应激,使患者术后能快速康复。维持术中正常体温是快速康复外科理念中另一个重要方面。手术室温度较低、使用麻醉药、术中用低温液体冲洗口腔或术野、术中术后大量输注低温的液体或血浆,均可导致患者体温降低。复温过程可影响患者的凝血和白细胞功能,增加心血管负担。手术室应采用保持适当室温、盖被、输注加温血浆及液体、加强体温监测等措施,增加患者舒适度,以促进患者快速康复。

六、手术后护理

(一)麻醉后护理

(1)体位:全身麻醉患者未清醒时,应采取去枕平卧位。

(2)保持呼吸道通畅:头偏向一侧,使口腔分泌物或呕吐物易于流出,防止误吸或呕吐物污染伤口,引起患者窒息或吸入性肺炎。

(二)休息体位

全麻术后6h患者完全清醒、生命体征平稳后,给予半卧位,有利于呼吸、减轻头部充血、局部肿胀,也有利于伤口分泌物、积血、积液的引流。

(三)饮 食

术后6h进冷流质,第2天清淡温凉半流质,建议给予高蛋白、高热量、无渣、不含纤维素的温凉流质饮食或半流质饮食,禁用刺激涎腺分泌的食物及药物(如辛、辣、酸食物及味精)。必要时根据医嘱口服山莨菪碱,减少唾液分泌,以免滞留于伤口。

(四)口腔清洁

用漱口液漱口,每次1/2~2/3杯(约10~15mL),含漱2~5min,3次/d。

(五)疼 痛

一般手术后伤口都会引起患者疼痛不适。疼痛是患者的主观感受,通常使用疼痛数字评分法(NRS)、面部表情评估量表法及疼痛行为指标量表(FLACC含昏迷患者)三种方法对疼痛的程度进行评估。

(1)数字评分法(NRS):按照疼痛对应的数字,将疼痛程度分为以下几级:轻度疼痛(1~3分),有疼痛但可忍受,生活正常,睡眠无干扰。中度疼痛(4~6分),疼痛明显,不能忍受,要求服用镇痛药物,睡眠受干扰。重度疼痛(7~10分),疼痛剧烈,不能忍受,需用镇痛药物,睡眠受严重干扰,可伴自主神经紊乱或被动体位。NRS适用于有一定文化程度、能良好沟通的患者(图8-1)。

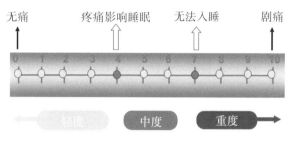

图8-1　NRS

　　(2)面部表情疼痛评分量表法(脸谱法 Wong-Baker):是用6种面部表情从微笑、悲伤,甚至痛苦哭泣的脸谱来表达疼痛程度的(图8-2)。疼痛评估时,要求患者选择一张最能表达其疼痛的脸谱。脸谱法适用于表达困难的患者以及存在语言或文化差异或其他交流障碍的患者,如儿童、老年、国外患者等。

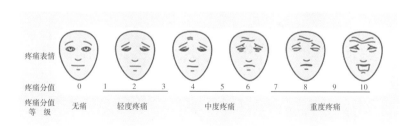

图8-2　面部表情疼痛评分量表

（3）疼痛行为指标量表（FLACC）：包括面部表情、腿、活动力、哭泣、安抚程度五个条目（表7-1）。每一条目0~2分，总分10分。使用时，护士至患者床旁观察5min以上。FLACC适用于无法正确表达的患者以及某些婴幼儿、儿童患者。

表8-1 疼痛行为指标量表（FLACC）

条目	内容	得分
面部表情	0分 是放松的，没有表情或微笑。 1分 偶尔出现愁眉苦脸、畏缩或淡漠。 2分 经常或持续出现紧张皱眉、咬紧牙关、下巴颤抖。	
腿	0分 姿势正常或放松的。 1分 不舒服、焦躁不安、紧绷、腿很直；很僵硬或快速扩展，屈曲。 2分 踢脚或抬腿。	
活动力	0分 平静卧床、正常姿势、能轻易移动。 1分 身体扭曲、辗转反侧、紧绷。 2分 身体拱起、僵硬或痉挛。	
哭泣	0分 清醒时或睡觉时没有哭泣。 1分 呻吟或呜咽，偶尔抱怨。 2分 持续哭泣，尖叫或啜泣、频繁抱怨。	
安抚程度	0分 满意的、放松的。 1分 可借由偶尔的触摸、拥抱或谈话使之分心。 2分 难以被安慰或抚平。	
总分		

（七）床上锻炼

全麻患者需做肢体的被动及主动运动，如抬臀、足踝主被动运动、旋转运动、按摩挤压小腿肌肉、膝关节伸屈运动、下肢抬举运动、深呼吸运动,以预防深静脉血栓形成。

(1)双足主动、被动伸屈运动(图8-3—图8-5):平卧位,双腿自然放松,双足足踝跖屈50°(脚尖向下踩)并背伸30°(脚尖向上勾),频率为24次/min,每次运动5min。

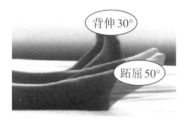

图8-3　双足主动伸屈运动

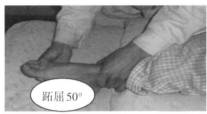

图8-4　足部被动跖屈

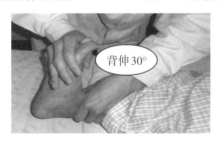

图8-5　足部被动背伸

(2)双足主动被动旋转运动(图8-6):平卧位,双腿自然放松,以踝关节为中心做伸、内旋、屈、外展的360°"旋转"运动,频率为15~24次/min,每次运动5min。

(3)膝关节伸屈运动(图8-7,图8-8):踩踏自行车动作,频率为24次/min,每次运动5min。注意屈膝过程中足跟不能抬离床面。

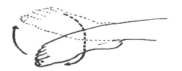

图 8-6　足部旋转运动

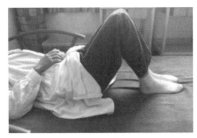

图 8-7　平卧膝关节弯曲小于90°

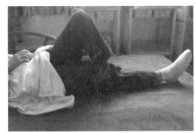

图 8-8　膝关节伸直到0°

（4）下肢抬举运动（图8-9，图8-10）：平卧位，双腿自然放松并保持膝关节伸直，抬高至足跟离床面10～15cm处，保持30～60s，每天锻炼3组，每组20次。

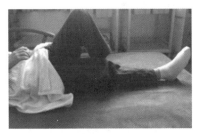

图 8-9　平卧膝关节弯曲，
另一侧膝关节伸直

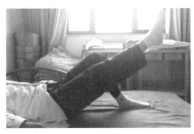

图 8-10　膝关节伸直抬高

(八)切口观察

术后应密切观察切口敷料有无渗血、渗液,若术区渗血较多,应及时更换敷料并加压包扎。

(九)加压包扎

术后敷料加压包扎(图8-11,图8-12)时间一般为2~3周。加压包扎时间长,可引起患者头痛不适及眼睑和颜面部肿胀,甚至呼吸困难。应密切观察患者的面部血供及循环是否正常,有无面神经损伤等,注意包扎松紧适度,及时正确调整切口敷料加压包扎的松紧度。

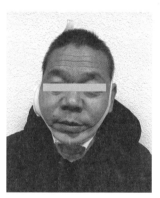 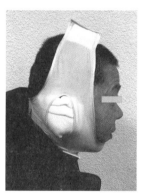

图8-11　加压包扎正面　　　图8-12　加压包扎侧面

(十)引流管护理

有负压引流管的患者,妥善固定好负压引流管,以免出现扭曲、打折、滑脱等现象。若患者伤口敷料渗血过多或者引流量过多(>100mL/h),应及时告知医生,进行加压包扎。保持引流管

135

的通畅和固定,观察引流液量、颜色的变化,24h引流量<20mL时,可拔除引流管。

(十一)患者自控镇痛

根据设定的流量,PCA会自动持续给药48h(图8-13)。在患者感觉疼痛时,可在镇痛泵自控给药按钮上按压一下,就会有一定额外剂量的止痛药快速进入体内。为了避免药物过量使用,PCA内有一个安全保护机制,15min内多次按压仅有一次有效(图8-14)。

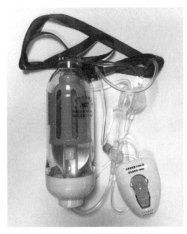
图8-13　自控镇痛泵

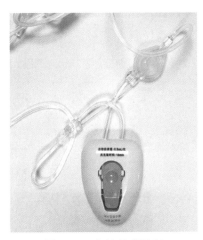
图8-14　自控给药按钮

PCA的不良反应有恶心呕吐、抑制肠蠕动、尿潴留等。恶心明显时,可暂时关闭PCA,待恶心好转再开放PCA。发生呕吐时,将患者头偏向一侧,防止误吸引起窒息。尿潴留是镇痛药物抑制了神经系统的反射作用,干扰了生理性排尿功能而引起的。如果患者不习惯在床上解小便,出现排尿困难等现象,可采取下腹部按摩、热敷、听流水声等措施,如效果不佳,则需留置导尿管。麻醉手术后的镇痛药物导致患者胃肠蠕动减弱,胃排空延迟,使便意迟钝,从而导致腹胀、便秘。腹胀、发生便秘时,宜进食易消化的半流质饮食。

(十二)观察面神经功能

注意有无口角歪斜、鼻唇沟变浅、不能闭眼、额纹消失等面瘫症状(图8-14,图8-15),如有异常及时告知医生。

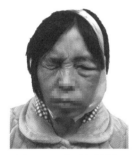 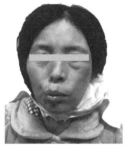 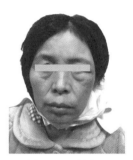

图8-14 闭眼、皱眉:患侧眼睛闭合不全　图8-15 鼓腮、吹口哨:口角歪向健侧　图8-16 抬额:患侧额纹消失

(十三)术后并发症的防治

1.面神经麻痹

面神经麻痹是腮腺区手术最容易发生的并发症,术后要观察患者有无口角歪斜、鼻唇沟变浅、不能闭眼、额纹消失等面瘫症状。面神经损伤的早期判断方法为观察术后鼓腮、吹口哨、鼻屑沟、眼睛闭合、额纹等指标,并询问患者有无面部不适感,如麻木、放射性疼痛等。如患者术后出现暂时性面神经麻痹,可按医嘱给

予维生素 B_1、B_{12} 药物治疗和理疗,或以轻柔缓慢的手法进行面部按摩。

2.涎瘘

涎瘘是腮腺肿瘤术后常见并发症之一,一般发生在术1周左右。涎瘘的临床表现为伤口处有无色清亮液体渗出,进食时增多。与伤口感染不同,局部伤口无红、肿、热、痛。指导患者清淡饮食,忌酸、辣刺激性食物;餐前30min给予阿托品口服或肌肉注射,以抑制腺体分泌;负压引流能持续引流创腔渗出及残余腺泡分泌的涎液,使组织创面紧密贴合,避免涎瘘的发生。术后应密切观察和记录负压引流液的颜色和量,观察引流装置有无漏气,引流管有无阻塞,确保负压引流通畅。

3.耳前区麻木

耳前区麻木是腮腺切除术后较常见的并发症。

4.味觉出汗综合征

味觉出汗综合征发生于腮腺切除术后,出现时间不一,最早为术后立即出现,晚者可在术后1～2年出现,绝大多数在术后3～6个月时出现。味觉出汗综合征临床表现为患者进食咀嚼时,出现术区皮肤出汗和潮红现象。指导患者清淡饮食,忌酸、辣刺激性食物,餐前30min给予山莨菪碱口服,以抑制腺体分泌。

(十四)术后心理护理

术后心理护理干预是整体护理的核心,是在生物-心理-社会医学模式指引下进行的临床护理。术后患者一般烦躁、焦虑、担心。根据患者的心理状态,加强与患者的沟通,给予健康宣教,使患者了解疾病相关知识及自我护理方面的知识。告知患者颌面部血运丰富,组织再生能力强,伤口愈合较快,外伤性面瘫可由面神经功能自然恢复或经内科治疗后恢复,让患者放心。细心全面地照顾患者的日常生活,消除患者顾虑,鼓励患者主动参与医疗护理,使其从被动接受治疗转变为积极主动参与治疗,从而极大地提高患者的满意度。

七、出院注意事项

(一)复　查

1周后门诊复查,伤口拆线后继续加压包扎1周。若出现伤口红肿、出血、疼痛等不适,应立即就诊。

(二)后续治疗

鼓励患者保持积极健康的心态,指导患者适当休息,劳逸结合。短期内勿从事重体力劳动。注意口腔清洁,用漱口液漱口,每次含漱1/2~2/3杯(约10~15mL),含漱2~5min,3~4次/d。保持伤口清洁干燥,避免感冒,预防感染。如有面神经损伤的情况,按照医嘱按时服用营养神经的药物,约75%的面神经损伤能完全恢复,15%能部分恢复。

(三)营　养

(1)禁忌吃刺激涎腺分泌的食物及药物(如辛、辣、酸食物以及味精)。根据医嘱口服山莨菪碱,以减少唾液分泌。

（2）建议患者短期内仍进食半流质食物，包括粥、馄饨、面条、蛋羹、香蕉等，忌食坚硬、难咀嚼、过热、酸辣刺激性食物，2~3周后恢复正常饮食，戒烟酒。

参考文献

[1]张志愿.口腔科学[M].7版.北京:人民卫生出版社,2010.

[2]刘颖,李家锋,管海虹,等.腮腺肿瘤切除手术的围术期护理[J].黑龙江医药,2015,(4):1007-1010.

[3]丁晓波,朱红霞.快速康复外科理念在口腔颌面部肿瘤患者护理中的应用效果[J].当代护士(中旬刊),2017,(2):36-38.

[4]李玮,刘莹莹.腮腺肿瘤切除术的术前及术后护理[J].当代护士(专科版),2014,(1):87-88.

（陈　芳）

案例九─┤回肠造口回纳术围手术期护理

    患者徐某,男,69岁,7月余前因"直肠癌"入院。完善术前检查,排除手术禁忌后,行"腹腔镜直肠癌根治术＋末端回肠预防性造口术"。手术过程顺利,术后病理示:"(直肠)中分化腺癌,溃疡型,肿块大小4.0cm×2.5cm×0.5cm,肿块浸润至外膜,脉管侵犯(＋),未见明显神经侵犯,两侧切缘阴性;肠周淋巴结19枚呈反应性增生"。术后行化疗6次,无不可耐受化疗不良反应。目前,患者人工肛门排气、排便通畅,大便稀软不成形;人工肛门周围皮肤无明显糜烂、溃疡,无腹痛、腹胀、黑便、血便,无黏液脓血便;无发热盗汗、胸闷气促、恶心呕吐;肛门无出血。现要求回纳造口,门诊以"直肠癌术后、回肠造口术后"收住入院。

    既往史:有高血压病史,口服厄贝沙坦片,否认其他疾病及过敏史。

    患者完善术前各项检查及相关宣教,在全麻下行"回肠造口还纳术"。全麻清醒后安返病房。入科时,患者神志清,腹部切口敷料腹带加压包扎,外观干燥,皮下引流管1根,引流出血性液体约2mL,带入一路外周静脉通路,输液通畅,PCA 2mL/h维持,留置导尿。遵医嘱予以Ⅰ级护理、禁食、持续双鼻塞吸氧3L/min、持续心电监护,并予以抗感染、止血、抑酸、营养支持、预见性止痛等对症治疗。压疮危险因素评分为18分,自诉切口持续钝痛,NRS评分为2分,Barthel评分为重度依赖,DVT评分为15分,营养评分为3分,已汇报医生。术后诊断:回肠造口状态、直肠恶性肿瘤个人史。

一、定 义

肠造口技术在很早以前就被外科医生应用于粪便分流过程中,且其还是一般外科医生及结肠和直肠外科医生的重要工具。该技术被认为是大便排空的永久手段,也可作为治疗复杂腹部问题或治愈远端吻合口的临时性桥梁。造口术是使用外科手术在中空器官和体表之间或在任意两个中空器官之间创建开口。肠造口可分为永久性肠造口和临时性肠造口。临时性造口术适用于接受盆腔解剖、全直肠系膜切除、低位回肠-肛门或结肠-肛门吻合的患者或接受高风险远侧肠吻合的患者。肠造口可防止吻合口瘘。临时性肠造口有回肠造口和结肠造口,一般造口类型由初期外科手术的情况及外科手术的优先选择来确定。肠造口患者在生理学上的改变主要是平衡被打破和结肠可吸收表面积减少。肠造口影响了患者的体液和电解质平衡及生活方式,但是对营养学的影响很小。当末端结肠被移除或失去连续性超过50cm时,则可能出现营养学问题。

二、麻醉方式

麻醉方式为全麻。

三、手术时机

在行造口回纳术之前,必须对患者进行观察评价,以确保进行造口回纳是安全的。如果造口是末端造口,则外科医生必须确保远端肠道有足够的长度可以进行吻合。患者需要使用乙状结肠镜对这部分肠段进行评估对比。另外,在进行末端结肠造口回纳之前,通常应对近端结肠进行评估,以确保不存在病变。此评估可通过内镜或CT、MRI检查完成。如果患者接受了袢式造口术以保护远端吻合口,则在造口回纳之前必须确保该吻合口已经愈合。如果吻合口足够低位,则可用直肠指检进行检查。

四、手术前护理

(一)心理调适

回肠造口的患者在精神上受到很大创伤。患者要适应造口排便,给其生活带来了较大的麻烦。现在将造口回纳,也会导致患者焦虑、恐惧等。通过沟通交流,了解其心理状态,争取患者的信任,使患者对回肠造口回纳有一定的了解,增强患者对手术的信心。同时,告知家属的理解和鼓励对患者康复的重要性,增强家属的责任感。告知患者保持情绪稳定,要有愉快轻松的心情,坚定的信念,以积极乐观的态度进行治疗,积极配合治疗,保持良好的心态迎接手术。

(二)造口的护理

入院后,评估患者造口周围皮肤有无粪水性皮炎等,若有及时纠正,维持造口周围皮肤清洁、干燥和完整性,创造有利于造口回纳术后切口愈合的条件。术前无需摘除造口袋。

(三)饮食(禁饮禁食)

快速康复理念提倡午夜后可予以12.5%葡萄糖液800mL,术前2h再予以12.5%葡萄糖液400mL,术前6h可进固体饮食。具体术前禁食、禁饮时间应遵照医生医嘱进行。回肠造口回纳患者术前一天可正常饮食,晚上8时开始禁食,晚上10时开始禁饮。有高血压的患者,正常服用药物,以防术中血压过高。有糖尿病的患者减少降糖药的剂量,防止出现低血糖。

(四)胃肠道准备

快速康复理念提倡不行机械性肠道准备,术前不留置胃肠减压管,不预防性使用肠道抗生素,术前30min静脉给予抗生素,术中3h可追加。术晨排空造口袋内的粪水。

(五)睡　眠

术前晚保证患者充足的睡眠,必要时遵医嘱使用镇静安眠类药物。

(六)盆底肌功能训练

控制排便是一个非常复杂的生理过程,需要完整的盆腔自主神经、完整的肛提肌和肛门括约肌协同作用才能完成。盆底肌功能训练以其安全、无痛苦等优点成为治疗大便失禁的方法之一，适用于有信心、能合作，具有随意收缩肛门括约肌能力的患者。提肛肌群属盆底随意肌，可有意识地控制其进行收缩和舒张，而提肛运动可增强盆底肌肉的收缩力。患者通过一收一放，对前后肌群进行训练，使得会阴、肛门、盆底肌群有节律地收放，刺激肠壁感觉神经末梢，从而改善局部血液循环，增强肌肉的收缩力，提高括约肌的弹性，加强其对肛门的约束力，从而有效控制排便。早期、持续地进行提肛运动有助于提高患者的控制排便的能力，并减少排便次数。入院后立即评估患者提肛功能训练的准确性和有效性。正确的训练方法为：吸气时肛门用力内吸上提，边吸气边维持紧缩肛门20s，呼气时放松20s为1次，10次/组，3组/d。评估提肛功能训练是否有效的方法为：患者取平卧位，护士右手戴手套，食指涂液状石蜡，轻轻插入患者肛门内，嘱患者进行盆底肌肉锻炼，若手指在肛管内有紧缩感，则表示方法正确。

（七）呼吸功能训练和有效的咳嗽咳痰训练

呼吸功能训练和有效的咳嗽咳痰训练可以改善患者的肺功能，增加呼吸肌力，有利于术后排痰，促进肺扩张，减少术后并发症，有利于患者早日康复。

（八）术前准备

手术前一日病区内进行术前准备工作，包括皮试、术前指导、麻醉科会诊、沐浴更衣等。

五、手术后护理))

(一)卧 位

回病房后取去枕平卧位,感恶心呕吐时,头偏向一侧。术后恶心、呕吐是胃肠手术后常见的早期并发症,与自身、麻醉及手术时长、类型有关。放松心态,必要时可使用药物控制。6h后可摇高床头,取半坐卧位,以松弛腹肌,降低腹部切口缝合处的张力,缓解疼痛,改善舒适度,以利于切口愈合。避免长时间平卧,预防肺部感染等并发症。

(二)早期康复锻炼

1.床上锻炼

术后早期活动可以减少呼吸系统的并发症,并预防肌肉萎缩及下肢静脉血栓的发生,有利于患者的康复。床上锻炼的具体方法如下。

(1)仰卧抬臀(图9-1):双膝弯曲,双脚着床,双手按压床垫,臀部向上抬起2cm以上,坚持5s左右,缓慢放下臀部,每天50次,以自身不疲劳为宜。抬臀运动可使臀部及盆腔肌肉有节律地收缩与放松,增强腹部和骨盆肌肉的收缩力,增加腹腔血液循环,从而促进肠道蠕动,利于腹部手术后患者肠功能的恢复。抬臀运动还可通过有节律的腹部运动和肛门括约肌运动,增加腹肌和肛门括约肌收缩力,促进肠蠕动,提高直肠敏感性。

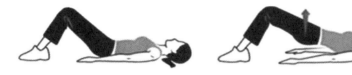

图9-1　仰卧抬臀

（2）直腿抬高（图9-2）：下肢伸直，抬起来大约45°，维持3~5s
后放下来，8~10次/组，3~4组/d。

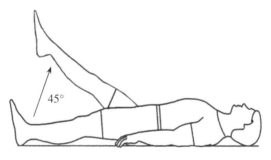

图9-2　直腿抬高

（3）踝泵运动：脚背向上翘起，感觉到大腿用力，维持3~5s后
放松2~3s，重复8~10次为1组，3~4组/d。以踝关节为中心，做
跖屈、内翻、背伸、外翻的360°的"旋转"运动。

2.下床活动

术后早期下床活动有利于改善患者的舒适度，促进全身状况
改善。早期下床活动，可降低肺部感染发生率，减少术后并发症；
促进血液和代谢循环，降低静脉血栓等情况发生。

理想的情况下，患者应在手术当晚开始离床活动。为了适应

早期离床活动,术后导线、置管应尽可能最少。

若患者术后血压、呼吸、脉搏等平稳,病情无特殊变化,可在手术次日下床活动。可先进行床边站立及踏步训练,家属帮助患者坐在床边,然后缓慢扶起站立,进行原地踏步训练。训练计划应循序渐进、量力而行。起身下床时遵守"三部曲":即平躺30s,坐起30s,站立30s,再行走。在下床活动时要注意保暖,避免着凉。

(三)翻 身

术后卧床期间,每2h进行1次有效翻身,保持床单位清洁、干燥,防止压红、压破皮肤。

(四)腹部切口护理

伤口感染是术后常见的并发症之一。手术后腹部切口予以敷料覆盖,每日观察切口敷料有无渗血、渗液,切口有无感染征象,保持敷料清洁干燥。指导患者在进行咳嗽、翻身等增加腹压的动作时,轻按腹部切口,以减轻疼痛感,并避免切口裂开。腹围较大、腹部肌肉松弛的患者可同时使用腹带加压包扎。观察患者的生命体征变化,重视患者的主诉,是否有切口处疼痛加剧等,查看是否出现切口下血肿、脂肪液化、感染等情况。手术切口2~3d换药1次。如伤口敷料有明显渗血、渗液,则应立即更换。

(五)引流管护理

1.皮下负压引流球

皮下负压引流球引流是对负压封闭引流术的改良,与负压封闭引流术有相似的作用原理,并且可以摆脱对中心负压的依赖,应用简单方便。

皮下负压引流球的优点有以下几点。

(1)皮下负压引流球可以在切口内产生持续低负压吸引,可及时引流出切口创面内的渗血、渗液,保持切口干燥,有利于炎性肿胀消退、新鲜肉芽组织增生,促进切口愈合。

(2)皮下负压引流球引流可对切口产生持续的向心性吸力,优于传统纱布填塞引流的离心性压迫,可提高局部微循环的血流速度,增加切口组织的血供,促进切口愈合。

(3)皮下负压引流球的持续负压吸引、一期缝合封闭切口降低了外来细菌污染创面的可能,有利于控制感染。

(4)皮下负压引流球持续引流减少了切口外敷料渗湿而导致的频繁换药,避免了因清创或二期缝合给患者带来的痛苦,缩短了住院时间,减轻了医护人员的工作量。

使用皮下负压引流球需注意以下几点。

(1)妥善固定,加强引流球护理,保持引流管通畅,注意引流球接头的密闭性,避免漏气;定期清洗引流球内引流液,保持持续负压状态。

(2)观察并记录切口皮下引流液颜色、性质及引流量。当引流液颜色清,连续3d引流量＜15mL时,应及时拔除引流管。

(3)合理选用抗菌药物,预防控制局部或全身感染。

(4)围手术期需积极控制血糖,加强营养,纠正负氮平衡,以促进新鲜肉芽组织生长,促进伤口愈合。

快速康复理念中要求术中不常规放置引流管,这有利于患者活动、减轻患者不适、降低外源性细菌侵入机体的机会。BMI≥25、合并糖尿病、手术时间≥100min是回肠造口还纳术后切口感染的独立危险因素。皮下负压引流球是防治回肠造口还纳术后切口感染率的有效方法。

2.导尿管

手术后尽早拔除导尿管,有利于患者下床活动,降低感染的风险。拔除尿管前,可定时夹闭导尿管,每隔2~3h开放1次,以训练膀胱功能。允许进食后,多饮水,防止尿路感染。

(五)饮食营养

快速康复理念中提到不再需要等到术后4~5d,而是在肠道通气或排便后即可恢复口服或肠内营养。鼓励患者在术后第1天开始少量口服或接受肠内营养治疗,以维持肠道黏膜屏障,预防和治疗肠黏膜缺血再灌注损伤,促进患者肠功能的恢复。目前临床中,患者肛门排气后首先进食流质,如米汤、藕粉、蒸蛋羹等,进食2~3d后,患者无腹胀、腹痛等不适,逐步过渡到半流质饮食,如粥、汤面、馄饨、肉末。如有糖尿病的患者,需食用糖尿病流质及糖尿病半流质饮食。避免食用产气食物,如豆浆、牛奶、红薯等。

1.肠外营养

术后早期可采用外周静脉高营养治疗。营养液在无菌条件下配置,并于24h内用完。营养液中严禁添加其他治疗用药。输注肠外营养液宜选择粗大静脉,预计全胃肠外营养时间超过7d者,应采用经中心静脉输注的方式。合理控制输注速度,输注速度不宜过快,葡萄糖输注速度应控制在5mg/(kg·min)以下,输注20%的脂肪乳剂250mL约需4～5h;有条件者使用输液泵控制输液量和速度。注意观察输注部位有无静脉炎发生。肠外营养输注过程中,患者可能出现高热,其原因可能是营养液产热,也可能是患者对营养液过敏,还可能是导管引起的相关感染,需查明原因并给予处理。

2.肠内营养

肠内营养可激活肠道消化分泌系统,促进胃肠蠕动及黏膜生长,维持肠道黏膜细胞结构和功能的完整性,维持肠道屏障功能,从而防止细菌异位,减少肠源性感染的发生。肠内营养比肠外营养更安全、经济。营养液开启后立即使用,如暂不饮用,需置于4℃冰箱内保存,并在24h内使用。营养液饮用时与温水相配比,至少1:1的比例,少量多餐。肠内营养期间可能会出现腹痛、腹胀、腹泻、恶心、呕吐等,以腹泻、腹胀多见。若出现腹痛、腹泻的症状,应告知医护人员。术后患者肠道功能降低,蠕动减慢,若营养液浓度高,可导致其发生腹胀、腹泻等,腹胀程度较轻者可进行腹部按摩,严重者则应暂停营养液的饮用。

(六)疼痛护理

术后镇痛对于提高患者满意度、保证早期下床活动、减少交感神经抑制来说非常重要。术后使用的麻醉剂通过血脑屏障并与中枢神经系统内的μ-阿片类受体相结合,从而减轻疼痛。然而,麻醉剂的继发效应也刺激了胃肠道的μ-阿片类受体,从而抑制术后的肠道功能的恢复。麻醉剂可减缓肠道蠕动,延迟胃排空,也延长了术后肠梗阻的时间。术后患者可自主选择使用PCA,同时医生会根据患者自身情况合理使用镇痛药物。PCA的不良反应有恶心呕吐、抑制肠蠕动、尿潴留等。恶心明显时,可暂时关闭PCA,待恶心好转再开放PCA,有呕吐时,请患者头偏向一侧,防止误吸引起窒息。目前临床中,术后第1天即关闭PCA。有节制地使用麻醉剂有助于提高疼痛管理质量,并减少术后肠梗阻的发生。

(七)静脉血栓栓塞的预防

静脉血栓栓塞症(VTE)包括深静脉血栓形成(DVT)和肺栓塞(PE)。手术创伤导致机体的应激反应,促使血液循环中凝血因子增加,凝血抑制物减少,纤溶活性降低,从而导致血液的高凝状态;术中术后止血药物的应用可直接激活内外源性凝血系统,促使纤维蛋白生成,加重血液高凝状态;同时术中的失血、渗液导致机体体液丢失,血液浓缩,使得血小板反应性黏附聚集,增加了局部促凝物质浓度,进一步导致血液的高凝状态。腹部手术时间较长,创伤大,可导致肠管麻痹、扩张,术中及术后腹胀,导致血管受压,血流淤滞;另外,麻醉状态下下肢肌肉松弛,肌肉收缩功能受限,肌泵作用消失,使周围血管扩张,导致血流速度减慢;术后患者因疼痛等原因卧床,活动受限,均可导致血液淤滞。

　　患者术后返回病房即可进行DVT的预防。早期进行踝泵运动,患者乏力时,家属可协助操作。弹力袜和持续加压设备都是增加静脉血液流出量的物理方法,可减少腿部静脉血流淤滞,从而降低DVT的发生风险。鼓励患者尽早下床活动。遵医嘱使用药物预防,如低分子量肝素。但低分子量肝素皮下注射后易出现皮下出血,因此需要延长按压的时间,并定时更换注射的部位。

(八)皮肤护理

　　术后早期,由于肛门反射和排便功能尚未完全恢复,患者排便次数多,并以水样便或糊状便为主,从而刺激肛周皮肤处于潮湿侵蚀状态,易导致肛周皮肤红肿、糜烂和溃疡,故对暂时性大便失禁的患者,应做好肛周皮肤的护理。保持肛周皮肤清洁干燥,每日观察肛周皮肤有无水肿、感染。每次便后给予温水清洗,及时擦净肛周分泌物,避免使用粗糙的毛巾,可使用柔软的婴儿湿巾。若患者感肛周皮肤出现红、肿、疼痛等,可清洗待干后将造口用护肤粉均匀喷洒于创面,并去掉多余的护肤粉,再喷皮肤保护膜,可重复2~3次,以达到隔离粪便、减轻刺激的目的。同时,避免用力擦洗肛周皮肤,以免加重损伤。局部水肿明显者,可予以红外线灯照射2次/d,每次15~20min,照射距离为30cm,以温热对患病部位皮肤有舒适感为宜,以防灼伤皮肤。

(九)术后肠梗阻的观察及护理

　　术后肠梗阻是指在手术干预下,协调的肠道运动短暂中止,阻碍了肠内容物的运输和(或)肠道对经口进食的耐受度。术后早期肠梗阻是在腹腔或盆腔手术后1个月内出现的机械性梗阻。小肠手术后肠功能恢复的平均时间在24h以内，结肠手术可达48~120h。一般来说，肠梗阻需在开腹手术后5d内解除，在腹腔镜手术后3d内解除。若胃肠功能未恢复，则会造成许多不利影响，包括术后疼痛增加、恶心和呕吐、切口愈合不良、术后活动延迟、肺部并发症、院内感染、住院时间延迟、患者满意度降低和卫生保健成本增加。

小肠梗阻是术后最常见的并发症。X线平片检查典型的症状包括小肠袢充气扩张、气液平面、结肠少量积气甚至无结肠积气。然而，当梗阻发生在邻近部位，或扩张的肠袢几乎被液体充盈时，可能不会发生这些症状。X线平片检测小肠梗阻的敏感性约为60%。使用水溶性造影剂的造影检查常可用于急性小肠梗阻患者的诊断。

术后早期肠梗阻不推荐立即再次进行手术，可先置入鼻胃管或鼻肠管减压，并予以静脉输液治疗。理想的治疗药物是能逆转胃肠道的不良反应而不通过血脑屏障的周围 μ-阿片类受体拮抗剂，这样不会影响术后镇痛。

嚼口香糖被认为能减少术后肠梗阻的发生。咀嚼运动可刺激消化道头段分泌消化液，同时可作为虚拟进食的一种形式刺激神经、体液通路。咀嚼及唾液分泌增加了对迷走胆碱能神经的刺激，促进了胃肠道激素的释放，如胃泌素、神经降压肽及胰腺多肽。在没有经口进食的情况下完成了对消化道头段的刺激,那么理论上就避免了进食不耐受的并发症。

五、出院护理

(一)饮　食

出院后继续2~4周的半流质饮食,逐步过渡至软食、普食。进食高蛋白、高热量、丰富维生素、易消化、含适量纤维素的清淡食物。掌握少食多餐的进食原则,细嚼慢咽,闭嘴咀嚼,以免吞进过多空气,多食蔬菜、水果,注意补充电解质、微量元素、维生素和水;同时注意饮食卫生,避免发生腹泻。进食后平卧半小时以降低腹压,减少排便次数。对于排便次数≥10次/d,性质为水样便,且大便培养为无细菌性肠炎的患者,指导其少食粗粮及粗纤维食物,遵医嘱予以非比麸、洛哌丁胺、地芬诺酯等药物口服,以保持大便软而成形,大便成形后即停服,防止便秘。对于排便次数多而便量少,甚至为颗粒状便的患者,指导其多饮水,适当进食含丰富纤维素的食物,加强活动,促进肠蠕动,做腹部按摩等。

(二)伤口拆线

手术后7~9d伤口无渗液,愈合良好的可考虑拆线。如伤口仍有炎症、脂肪液化等情况,需继续换药,适当延长拆线的时间。

(三)肛门功能训练

因术中损伤神经、肛门括约肌等,90％患者会出现不同程度的肛门括约肌功能障碍,导致控制排便能力降低,或排便急迫感,出现暂时性大便失禁,排便次数每日可达数十次,此为低位前切除综合征。虽然低位前切除综合征患者的各种表现可逐渐缓解,但最终仍有10%～20%的患者症状将持续存在。

早期进行排便功能训练非常重要。指导患者三餐后无论有无便意都定时如厕,排便时身体前倾,臀部抬高,尽量一次性全部排空。控制排便功能训练期间有便意则立即缩紧肛门并行深呼吸,更换体位,或采用听音乐、看书等缓解便意,以训练患者肠道的储便功能和肠壁的延伸性,养成定时排便的习惯。要坚定自己能控制排便的信念,并坚持10s,不要急于排便,逐渐减少排便次数,延长排便间隔时间,避免久坐、久蹲、久站。出院后要坚持盆底肌训练至术后6个月。另外,要定期扩肛,以免出现肛门狭窄。

(四)复 查

出院后定期复查,每半年行放射性检查1次,每年行结肠镜检查1次。

参考文献

[1]王凯,付海啸,符炜,等.快速康复外科理念在低位直肠癌术后保护性回肠造口还纳中的应用效果[J].山东医药,2017,51(41):62-64.

[2]许珲东,邢戍健,王群,等.快速康复外科在低位直肠癌术后保护性回肠造口还纳中的效果[J].临床和实验医学杂志,2019,18(5):556-559.

[3]潘莉娟,王黎梅,董卫红,等.低位直肠癌保肛术回肠造口还纳盆底肌锻炼肛门功能恢复探讨[J].浙江临床医学,2016,18(6):1118-1119.

[4]梁月英,刘晓华,谢肖霞,等.抬臀运动用于老年糖尿病足患者顽固性便秘的效果观察[J].护理学报,2012,19(12B):26-27.

[5]陈鸿源,陈黎奇,夏浩沄,等.回肠造口还纳术后切口感染危险因素分析及皮下负压引流球的应用[J].中国现代医生,2019,57(14):81-88.

[6]潘宏达,王林,彭亦凡,等.直肠癌低位前切除保护性回肠造口还纳术后并发症分析[J].中华胃肠外科杂志,2015,18(7):656-660.

[7]徐慧,谢玲女,刘炳炳.96例低位直肠癌保护性回肠造口回纳术患者的护理[J].护理学报,2013,20(9A):48-50.

（林　李）

案例十 腰椎后路减压融合内固定术围术期护理

　　患者虞某某,男,65岁。于3年前无明显诱因下出现腰痛不适,伴有右下肢放射痛,伴右足外侧麻木,无明显间歇性跛行,弯腰咳嗽时加重,休息后缓解。期间未重视,未就诊,症状无明显缓解。近2个月患者腰腿部疼痛加重,为进一步诊治,于门诊以"L_4椎体滑脱"收入院。既往有高血压病史1年,长期服药,血压控制可。无吸烟、饮酒史。入院完善各项检查后,患者在全麻下行"腰椎滑脱经皮椎弓根螺钉内固定植骨融合术"。术后患者情绪稳定,腰背部切口敷料有少量渗血,切口引流管1根接引流袋,引流通畅,PCA夹闭中,切口锐痛,NRS评分为3分。腿稍肿胀,右小腿前外侧、足背内侧及踇趾触觉、痛觉减退;踇趾背伸肌力Ⅳ级。余肢感觉及肌力无明显异常。留置导尿通畅,尿色清,定时夹放尿管。鼻塞吸氧3L/min,呼吸平稳。心电监护示:心律齐。术后遵医嘱予以Ⅰ级护理,禁食、禁饮6h后,予低盐普食,平卧位,抗炎补液治疗。注意切口敷料是否干燥,有无肢体疼痛、肿胀。保持引流管通畅,注意引流液的量和性质。翻身时保持腰背部同一水平轴线。指导双下肢活动。外周静脉置管在位,输液通畅。协助日常生活,汇报医生,保持床单位和尾骶部皮肤清洁、干燥,加强协助翻身,并嘱加强自身营养,嘱其能进食后多饮开水,保持大便通畅,指导患者进行双下肢踝泵运动。术后压疮评分为15分,跌倒评分为1分,barthel评分为30分,DVT评分为14分。术后第1天改Ⅱ级护理,停心电监护、停吸氧、停导尿管;术后第2天,停切口引流管;术后第10天,拆线出院。

一、定　义

腰椎后路减压植骨融合内固定术是针对腰椎疾病的一种比较常用的手术治疗方法,此类手术的主要过程是首先切除椎管内部的一些占位或者是压迫性的因素,之后再将相邻椎体之间的椎间盘完全摘除,在此处进行植骨融合,最后再配合腰椎后路的相关内固定装置将这个部位完全稳定、固定下来。

腰椎后路椎间植骨融合手术目前在临床广泛用于治疗各种腰椎疾病,包括椎间盘突出、腰椎滑脱、椎管狭窄、退变性侧弯等。围术期护理能够有效缓解患者病情,降低术后不良反应的发生率,有助于促进患者康复,提升患者生存质量。

二、手术方式与麻醉方式

1.神经减压术

神经减压的主要目的是让神经根充分减压,可通过单侧或双侧椎板开窗减压,如果椎板切除不可避免,则必须附加脊柱融合术。如果腰椎滑脱的症状是由腰椎不稳引起,而不存在椎管狭窄的情况,则只需腰椎融合固定而不必椎管减压。

2.脊柱融合术

脊柱的长期稳定性有赖于坚强的生物性融合。脊柱融合的方法很多,按照植骨的部位可分为:椎间融合、后外侧融合、椎体环周360°融合等;按手术入路椎间融合又可分为前路椎间融合与后路椎间融合、经椎间孔椎间融合。目前,以后路TLIF手术为主流手术,即经单侧椎间孔椎间融合手术。

3.腰椎滑脱复位术

目前主流观点认为,如果能够复位尽量复位,因为复位可以重建正常的腰椎及神经根的解剖位置。但不主张扩大手术强行完全解剖复位,因为长期形成的腰椎滑脱,其周围结构发生了相应改变,具有对抗牵拉、维持滑脱的固有应力,强行复位不仅难以完全复位,而且会破坏已适应的解剖关系,易导致术后神经根紧张、神经牵拉损伤等并发症。

4.脊柱内固定术

脊柱内固定术主要包括坚强融合内固定。

5.峡部关节直接修复术

峡部关节直接修复术即进行峡部重建或者峡部直接修补。修复方法有螺钉固定、椎板钩等。适用于年轻患者。

麻醉方式:全麻。

三、手术前护理

(一)心理护理

由于患者及其家属缺乏疾病及手术相关知识,致使其对手术常表现出紧张、恐惧的心理,对手术效果信心不足,担心手术失败或发生并发症。因此,护理人员术前应多与患者及家属进行沟通,讲解手术、疾病的相关知识。根据患者理解能力,深入浅出地讲解手术、麻醉原理和步骤,以及术中可能遇到的问题及处理方法。在与患者及其家属谈话时,应尽可能耐心,语速缓慢,对其不正确的认识和行为,采取商量、讨论和提醒的方式予以纠正。尽量满足其心理需求,用成功的病例解除患者的思想顾虑,使其安心地接受手术治疗,主动配合术前各种准备工作。

(二)术前准备

术前完善各项检查,如血常规、尿常规,肝、肾功能,凝血功能,心电图,X线片等检查;积极治疗基础疾病,控制血压、血糖。术前常规清洁皮肤,以降低感染风险。提前准备好腰托固定支具。术前一天进行术中抗生素皮试准备,备血;告知患者及其家属准备术后所需用物。术前一晚禁食6～8h,禁饮4h。

(三)适应性训练

(1)翻身指导:指导患者床上正确地翻身、术后床上功能训练,以适应术后护理的需要。

(2)体位训练:腰椎手术时间长,需采取须俯卧位,为适应术中体位的需求,术前患者应练习俯卧位,时间由短到长,若能坚持 1～2h,术中则不会感到痛苦或不适,有助于医生顺利完成手术。

(3)呼吸功能训练:因手术过程需要采取俯卧位,对患者正常呼吸影响较大,故患者入院后应告知患者术前戒烟,还要进行呼吸功能训练,常见的训练方法有吹气球、扩胸运动等。指导患者进行深呼吸和有效咳嗽咳痰。必要时,术前根据医嘱予以雾化吸入,改善患者呼吸系统情况,增强肺功能,降低术后肺部并发症的发生率。

(4)大小便训练:绝大多数患者不习惯在床上大小便,因此术后床上大小便问题便显得特别重要。术前应正确指导及训练患者在床上使用大小便器。

(四)饮食指导

加强营养,给予高热量、高蛋白、富含维生素、易消化食物,提高机体抵抗能力,注意保暖,防止感冒。

四、手术后护理

(一)体 位

全身麻醉手术后,患者取平卧位,头偏向一侧,去枕平卧6h。平卧时可压迫伤口止血。

(二)生命体征的监测

密切观察患者的体温、脉搏、呼吸、血压,给予心电监护、吸氧。密切监测生命体征的变化,如有异常,及时报告医生。

(三)术后进食与营养

术后早期咀嚼可促进胃肠功能的恢复,减少手术后腹胀、恶心呕吐等不良反应,降低营养不良的发生率,提高患者的生活质量。进食时间为返回病房1h后。能够正确回答问题、意识完全清醒、能够配合吞咽且功能恢复的患者,分次饮用温开水50~100mL,观察15~30min,若无呛咳、恶心、呕吐、腹部不适等不良反应,清醒后1h可开始进食,给予米汤或其他流质饮食,并每隔2h少量进食1次,直至术后6h可恢复正常饮食。术后1~2d可进高蛋白、高热量、高维生素饮食,鼓励患者多吃水果、蔬菜,多饮水。由于术后长期卧床,患者的活动量明显减少,肠蠕动减弱,肠内容物推进缓慢,水分过度吸收,导致大便干结、便秘。合理的饮食有助于增加肠道反射,增强肠蠕动,促进粪便的排出。

(四)切口敷料及引流管的护理

观察切口处敷料是否干燥、固定,每日评估导管情况。保持切口处引流管通畅,忌扭曲、受压,妥善固定,及时倾倒引流袋内引流液,并定时于离心方向挤压引流管。观察引流液的颜色、性质及引流量,如发现切口敷料渗血,引流出鲜红色血液时,应注意患者血压变化,根据血压调节输液速度,并报告医生立即处理(如夹闭引流管、更换切口敷料)。观察24~48h后确定无渗血时,可拔出引流管。勤巡视病房,密切观察患者病情变化。

(五)留置导尿管的护理

术后当日观察导尿管是否通畅固定,引流出尿液的颜色及尿量。术后6h内导尿管持续引流,6h后要定时夹闭导尿管,定时开放。鼓励患者多饮水,每天饮水至少2000mL,以增加尿量,冲洗尿道,预防泌尿系感染和结石。待膀胱功能恢复后可拔除导尿管。导尿管拔除后,也要鼓励患者多饮水,并教会患者在膀胱区按摩。有尿意时及时排尿,避免膀胱过度充盈,导致膀胱肌麻痹,不能排尿,进行二次导尿,进而损伤尿道。

(六)疼痛的护理

1.舒适的护理

保持正确舒适的体位,正确的体位能够减轻肌肉张力,减轻伤口的疼痛。保持环境安静舒适,争取家属配合,以提高患者的痛阈。听轻缓音乐、缓慢呼吸法等有助于机体放松,减轻疼痛。

2.应用PCA

(1)作用原理:PCA是利用微量输液泵将吗啡、哌替啶、曲吗多等镇痛药物定时、均速地注入硬膜外腔或静脉而达到止痛目的,又叫镇痛泵。PCA种类有很多,一般由阻尼管、加药口、贮液器、保护外壳、过滤器、控流管、保护套等组成。

指导患者掌握镇痛泵的正确使用方法,并能根据自己的镇痛需要自我控制给药的剂量,使体内的镇痛药物浓度处于最低有效浓度,从而达到满意的镇痛效果。

外科手术后应用PCA,不但能自行缓解术后剧烈的疼痛,而且能缓解术后患者咳嗽和运动导致的切口剧烈疼痛,减少肺部感染和静脉血栓等并发症的发生。

（2）装置管理：患者术毕回病房后，麻醉科医生与病房护士交代清楚使用的PCA类型，检查PCA的连接是否通畅牢固，告知患者和家属在使用期间或在床上早期活动时避免翻身过剧，不要牵拉、扭曲、打折，保持管道通畅，以免留置管及贮存器松动或移位，或摔坏PCA。如有脱开的现象，要及时通知护士。交代患者不能自己拔掉PCA。使用PCA的患者，应严格做到床头交接，检查管道情况及接口是否松动，储液囊有无破裂，药液有没有外渗现象。PCA以2mL/h的速度连续输注止痛药物，止痛泵使用时间为24~72h。护士须每4h评估患者疼痛情况，并记录在护理记录单上。

（3）恶心呕吐的护理：恶心呕吐是麻醉、使用PCA较为常见的不良反应，是芬太尼等阿片类镇痛药物兴奋延髓化学感受器引起的。当发生恶心呕吐时，可关闭PCA，让患者头偏向一侧，防止呕吐物误入气管，及时清理呕吐物。症状较轻时，要解除患者的心理顾虑，分散其注意力，保持患者呼吸道通畅。

（4）密切观察：PCA镇痛药物具有扩张血管、抑制呼吸等作用，也可引起低血压、心搏骤停等危及患者生命的并发症。因此，在使用PCA过程中，护士要密切观察患者呼吸、脉搏、血压、精神状态等生命体征，根据患者状况采取干预措施，确保患者无痛、安全。

（七）皮肤的护理

患者术后长期卧床，皮肤长时间受压可发生神经营养性改变,出现坏死,即压力性损伤。压力性损伤最易发生的部位为骶尾部、股骨大粗隆、髂嵴和足跟等处。

预防的关键是间歇性解除压迫,防治方法如下:①床单位平整、柔软或用气垫床;保持皮肤清洁干燥;②每2～3h翻身1次,日夜坚持;③对骨隆突出部位明显的患者可预防性使用泡沫敷料。

(八)活动与休息

术后嘱患者正确轴线翻身,尽量左右侧卧交替休息,避免腰背部切口长时间受压,影响切口愈合。翻身时要保持肩部、背部、臀部在一条直线上,保持腰部稳定。术后第2天在床上做双下肢直腿抬高锻炼,一方面,锻炼双下肢肌力,避免深静脉血栓的形成;另一方面,活动双下肢可使神经根受到牵拉,避免神经根粘连,并减轻水肿。术后3d,患者可佩戴腰部支具起床活动,起床时先平卧,佩戴好支具,然后用双上肢慢慢撑起身体坐起。禁止平卧位突然翻身起床的动作。起床时按照三部曲,即平卧位30s,半卧位30s,站立30s,患者无头晕不适,才可下床活动,须有家属陪伴患者左右,避免患者跌倒。下床活动时,佩戴腰部支具保护6～8周,不能弯腰,忌做大幅度、高强度活动,防内固定松动或折断。卧床时不需佩戴支具,术后坐起或下床活动时需佩戴腰围或支具。

腰托佩戴具体指导方法:腰托的选择与患者的体型相应,一般上至肋弓,下至髂嵴下,不宜过紧,不能直接接触皮肤(图10-1)。

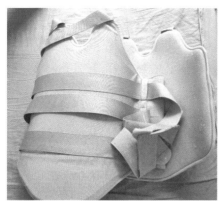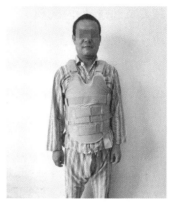

图 10-1　腰托及其佩戴方法

(九)脊髓神经功能观察

术后 1~3d 内观察患者双下肢感觉、活动情况;观察伤口局部有无肿胀。若术后发生肢体麻木或感觉丧失,出现大小便异常,应及时报告医生,及时处理。

(十)功能锻炼

1.直腿抬高训练

术后早期进行直腿抬高练习是防止神经根粘连的有效措施(图 10-2)。术后第 1 天即可进行主动加被动的直腿抬高双下肢训练,通过直腿抬高训练,保持神经根不间断地上下移位,促进局部血液循环,减轻炎症反应,有利于水肿的消退,避免术后粘连。

直腿抬高练习具体方法:患者平卧,保持躯干不动,膝关节伸直,抬高角度以患者感到腰部、臀部或下肢有痛感并产生抵抗为宜。直腿抬高到 30°以前,腰骶神经根处于静止状态;30°~75°时,髋关节起滑动作用,将腰4、5和骶1神经根从静止位向椎间孔移动。有效的锻炼是腿抬高角度应在60°以上,每日3次,每次10~20下。术后3d应加大直腿抬高角度,增加次数,每日3~5次,每次15~30下;之后,逐渐增加次数。同时要观察直腿抬高训练后的病情变化,若患者出现下肢麻木、疼痛,则可能是神经根局部摩擦、水肿所致,应减少次数和减小角度。同时指导患者双下肢各关节的伸屈、旋转等活动,以促进血液循环,增强双下肢各关节的灵活度。

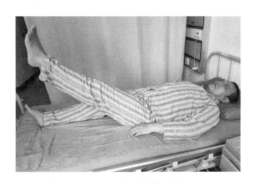

图10-2　直腿抬高训练

2.腰背肌功能训练

术后2周,进行五点支撑法或飞燕式腰背肌功能训练,每日2~3次。开始时做10下,逐渐增加次数,以患者不疲劳为度。

(1)飞燕式腰背肌功能训练的动作要领:患者俯卧于床上,双臂放于身体两侧,双腿伸直,然后将头、上肢和下肢用力向上抬起,肘和膝关节不屈曲,始终保持伸直如飞燕状,持续3~5s,然后放松休息3~5s,1次完成整个过程为一个周期,反复锻炼20~40个周期。

(2)五点支撑法的具体训练方法为:仰卧在床上,不要枕枕头,一屈膝一双肘部及背部顶住床一腹部及臀部向上抬起,一依靠头和肩(一个点)、双肘部(两个点)和双脚(两个点)这五点支撑起整个身体的重量,持续3~5s,放松腰部肌肉,放下臀部休息3~5s。以上是一次练习的全过程(图10-3)。

频率:功能锻炼每天3~5次,每次10组,持之以恒。

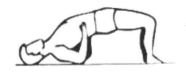

图10-3　五点支撑法

3.早期下床活动

术后患者早期下床进行活动,嘱患者每日倒行1000步,代替腰背肌锻炼。活动过程中避免摔倒,注意安全。

术后正确积极的功能锻炼是手术疗效得以巩固及机体功能得以恢复的重要保障。护理人员在患者入院后即对患者行功能锻炼价值认知度评估,以专项沟通方式强调术后早期有效的功能训练与快速康复关系密切,提升患者术后早期适时进行功能训练的意识与主动性。这种功能训练前移式学习可以提升腰椎术后患者功能训练的正确性、依从度,促使其成功步入快速康复通道。

(十一)并发症的预防及护理

1.尿潴留

采用局部热敷、穴位按压、诱导排尿等护理措施治疗尿潴留可取得良好的效果,无效者可行留置导尿。对于留置导尿者,鼓励其多饮水,注意每日饮水量在3000mL以上。保持导尿管通畅及会阴部清洁,做好尿道的护理,会阴擦洗每日2次,以预防泌尿系感染。

2.脑脊液漏

脑脊液漏多为切除黄韧带时损伤硬膜囊所致。注意观察切口渗出情况,若渗出液接近血浆色,引流量每日大于300mL,颜色淡,患者有头痛、恶心等症状,应考虑有脑脊液漏。一旦患者发生脑脊液漏,应立即采取头低足高位、俯卧位,关闭或拔除引流管,加压包扎。

3.切口或椎间隙感染

术后监测体温,每日3次,超过38℃者每日4次,体温超过38.5℃应特别注意切口的情况。询问患者切口疼痛情况,是逐渐减轻还是逐渐加重趋势,有无振动疼痛,或不敢活动、腰肌痉挛等椎间隙感染的特点;还应检查伤口有无红肿,及时向医生汇报,以做到及时发现,及时处理。

4.便　秘

术后大部分患者因胃肠蠕动减弱等原因造成便秘,应做好饮食护理,指导其多食粗纤维食物,也可顺时针按摩腹部,必要时可用缓泻剂。

五、出院指导

出院患者宜多卧硬板床,继续下肢及腰背肌功能训练,坚持倒走。3个月内避免弯腰,拾取低处物品应下蹲;6个月内避免挑抬重物;3个月内外出活动时,应戴腰围,保护腰部;3个月后恢复正常活动,逐渐恢复工作,慎起居,避风寒,避免久坐、久站、跑跳、持续做弯腰劳动。宜进食补肝肾强筋骨之食品,忌食肥腻、燥热之品;保持二便通调;保持正确的立姿、坐姿及走姿;遵医嘱定期复诊。

六、疾病预防

从日常生活做起,预防腰椎疾病。平时要有良好的坐姿,睡眠的床不宜太软。长期伏案工作者需要注意桌、椅高度,定期改变姿势。职业工作中需要常弯腰动作者,应定时伸腰、挺胸活动,并使用宽的腰带。如需弯腰取物,最好采用屈髋、屈膝下蹲方式,减轻对腰椎间盘后方的压力。减少腰部过度旋转以及蹲起等活动,减少腰部过度负重以及腰椎小关节的过度劳损、退变,避免退行性腰椎滑脱的发生。加强腰背肌肉的功能训练,腰背肌肉的强劲可增加腰椎的内在稳定性,加强对腰的保护能力,拮抗腰椎滑脱的趋势,也可防止腰椎发生退行性改变。控制体重增加,体重过重增加了腰椎的负担,特别是腹部脂肪堆积,增加了腰椎在骶骨上向前滑脱的趋势。

参考文献

[1]任晓丽.骨科全麻术后缩短禁食时间的研究进展[J].世界最新医学信息文摘,2018,(60):18-19.

[2]陈春花.功能锻炼前移式学习体验护理在腰椎手术患者快速康复中的应用效果[J].护理实践与研究,2019,16(3):56-58.

[3]戴晓洁,孙光霞.腰椎椎间植骨融合术后早期下床活动时机研究[J].解放军护理杂志,2018,35(17):64-67.

[4]李艳.自控静脉镇痛泵在术后疼痛中的应用及护理分析[J].实用临床医学,2017,18(5):87-88.

（陈项琳）

案例十一 ● 人工髋关节置换术围手术期护理

患者钱某,女,65岁,无诱因下出现右髋部酸胀伴活动受限1年余。至当地医院就诊,行两髋关节MR示:右侧股骨上端骨髓水肿,右侧髋关节积液,未服药,未治疗。1年来,上述症状反复,未见缓解。今来院查双髋关节正位示:右髋关节发育不良伴骨性关节炎。为求进一步手术治疗,门诊以"右髋关节发育不良伴骨性关节炎"收入院。查体示:右下肢肌肉明显萎缩,髋上10cm较对侧细约2cm,与左下肢相比无明显短缩;右腹股沟区压痛。右侧髋关节活动度:背伸45°,屈曲60°,外展30°,内收30°,内外旋60°;右侧4字试验阳性,下肢感觉、血运良好。肌张力正常。余未见明显异常。

既往史:有"高血压病"史20年,血压最高达180/140mmHg,目前服用厄贝沙坦降血压,血压控制在130/80mmHg。10年前曾因"大隐静脉曲张"在上海瑞金医院行剥除术。

个人史:无吸烟、饮酒史。

患者完善术前各项检查及相关宣教,在全麻下行"右侧全髋关节置换术"。入科时患者神志清,带入右侧颈内静脉置管1根,置管深度13cm,PCA 2mL/h维持,带回切口引流管1根,外接引流球引流,暂夹管,2h后开放。医嘱予以Ⅰ级护理、禁食禁饮6h后改低盐饮食、持续双鼻塞吸氧2L/min、持续心电监护,并予以抗炎、预防深静脉血栓、补液、预见性止痛等对症治疗。自诉右髋部切口持续酸胀痛,NRS评分为3分。右下肢趾端血运感觉活动好,足背动脉搏动存在。Barthel评分为重度依赖,DVT评分为17分,已汇报医生。术后诊断:右髋关节发育不良伴骨性关节炎;骨质疏松;高血压。

一、定义

人工关节置换术是指采用金属、高分子聚乙烯、陶瓷等材料,根据人体关节的形态、构造及功能制成人工关节假体,通过外科技术置入人体内,代替患病关节的功能,达到缓解关节疼痛、恢复关节功能的目的。

关节外科专业医生会根据患者骨质情况不同为其选择合适的置换假体。髋臼关节假体选择的关注点在于关节的摩擦界面(表11-1),通常摩擦界面有金属对聚乙烯、陶瓷对聚乙烯、陶瓷对陶瓷,以及金属对金属界面。

表11-1 人工全髋关节置换手术中的摩擦配对

摩擦配对	适合人群	优点	缺点
金属对聚乙烯	活动少、年老的患者	有长期临床经验,可用防脱位内衬	材料疲劳与聚乙烯磨损,远期由于聚乙烯磨损引起的骨溶解和随后的假体松动

摩擦配对	适合人群	优点	缺点
陶瓷对聚乙烯	活动多的患者	抗磨损性能良好,可用防脱位内衬	抗磨损性能低于硬－硬关节骨溶解,但比金属对聚乙烯少
陶瓷对陶瓷	活动量大的年轻患者,对金属过敏或怀疑过敏以及关心使用金属对金属摩擦配对所引起健康问题的患者	低磨损不释放金属离子	对髋臼撞击耐受性差,对髋臼位置不佳耐受性差,髋关节杂音可能,假体碎裂极罕见
金属对金属	活动量大的年轻患者	低磨损头直径大,减低脱位风险,改善活动度,无假体碎裂风险	全身性金属离子浓度增高(重要性尚无定论)、金属过敏、局部淋巴细胞反应、髋关节杂音可能、育龄妇女及肾功能不全患者禁用

　　关节假体置入失败罕见,但是它会松动,必须在第2次手术中更换,这种手术叫作翻修术。假体松动的时间取决于许多因素,目前人工髋关节置换术后假体的平均预期寿命是15~20年,随着假体及手术技术的进步,可以预见术后患者生活质量会提高。若人工关节置换手术假体松动了,则应当更换关节假体,如有需要可以多次更换人工关节假体。

　　半髋关节置换术:髋臼不需要处理,只单纯地进行股骨头置换。材料分生物和水泥型。全髋关节置换术:髋臼需要生物或者骨水泥外杯代替,与球头及股骨柄构成新的关节。手术体位:取90°侧卧位,患肢朝上。手术入径:取后外侧入路、外侧入路、前侧入路。

二、手术方式与麻醉方式

手术方式包括全髋关节置换术及半髋关节置换术。手术适应证:老年人(年龄>65岁)新鲜股骨颈骨折,断端错位明显者;陈旧性股骨颈骨折,股骨头或髋臼破坏出现疼痛,影响关节功能者;高龄患者(一般年龄>70岁)股骨粗隆骨折,骨折粉碎严重,估计内固定失败可能性大,且患者有早期下地愿望;股骨头缺血性坏死,股骨头已塌陷变形,髋臼已有破坏者;骨性关节病,髋臼已有改变,有疼痛和功能障碍者;类风湿性关节炎及强直性脊柱炎,关节疼痛、畸形、活动受限,患者虽然年轻,但痛苦较大,对这种患者应放宽年龄限制,及早行全髋关节置换术;髋关节强直,未完全骨性强直的髋关节因有疼痛及畸形者;位于股骨头颈部或髋臼的低度恶性肿瘤者;髋臼发育不良者。麻醉方式为全麻及硬膜外麻醉。

三、手术前护理

(一)心理调适

患者要保持情绪稳定,保持愉快轻松的心情和坚定的信念,以积极乐观的态度配合治疗,保持良好的心态迎接手术。

(二)戒烟戒酒

吸烟与术后并发症的发生率和病死率呈正相关关系。吸烟会刺激呼吸道,引起细支气管收缩,减弱气管内纤毛对黏液的清除能力,引起痰液淤积,影响术后排痰。术后如果排痰不充分,极容易导致肺不张,患者出现肺部感染的概率明显增加。同时,吸烟可降低血氧饱和度,增加血中碳氧血红蛋白含量,增加术中和术后并发症的发生率。吸烟指数>400 支年的患者,术前应该进行肺功能的训练,同时严格戒烟时间≥2周,可减少术后并发症的发生。

(三)饮食(禁饮禁食)

快速康复理念提倡无胃肠道动力障碍的患者术前6h禁食固体食物,术前2h禁食清流质食物。若患者无糖尿病史,则推荐手术2h前口服清水、葡萄糖溶液、补液溶液,以减缓饥饿、口渴、焦虑情绪,降低术后胰岛素抵抗和高血糖的发生风险。具体术前禁食禁饮时间应遵照医生医嘱进行。

(四)营养

术前加强营养。给予高热量、高蛋白,富含维生素的易消化饮食,忌烟酒及辛辣刺激食物。饮食中注意添加具有促消化、增进食欲作用的食物。

(五)术前检查准备

完善常规化验、心电图、胸片、双髋关节正侧位片、心脏彩超(65岁以上患者)等检查。

(六)术前用物准备

患者自备:助行器(图11-1)、坐便椅(图11-2)、大软枕(大小约75cm×40cm,夹扁后厚度15cm)、两个米袋(每个重量4～5斤)、一次性使用中单一包(图11-3)。

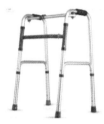 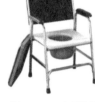 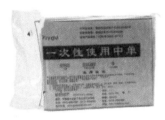

图11-1　助行器　　图11-2　坐便椅　　图11-3　一次性使用中单

(七)睡　眠

术前晚保证充足的睡眠,必要时遵医嘱使用镇静安眠类药物。

(八)床上大小便训练

手术限制、安置各种引流管等原因,患者术后短时间需在床上大小便。故术前需练习床上大小便,这样可避免因习惯的改变而造成便秘和尿潴留。

(九)呼吸功能训练和有效咳嗽咳痰训练

呼吸功能训练和有效咳嗽咳痰训练可以改善患者的肺功能,增加呼吸肌力,有利于术后排痰,促进肺扩张,缩短胸管留置时间,减少术后并发症,使患者早日康复。所以胸部手术后有效咳嗽咳痰很重要。

1.呼吸功能训练

腹式呼吸指吸气时让腹部凸起,吐气时让腹部凹陷的呼吸方法。初学者取坐位,双脚着地,身体稍前倾,也可取半卧位,两膝轻轻弯曲使腹肌松弛。手放在腹部,以感觉腹部隆起程度。用鼻子缓慢吸气时,腹部鼓起,放在腹部的手有向上抬起的感觉。呼气时,缩唇缓慢呼气,腹部凹陷,放在腹部的手有下降感。呼与吸时间之比为(2~3):1,呼吸频率为8~10次/min,每次3~5min,每天锻炼3~4次。

2.有效咳嗽咳痰训练

进行数次深而缓慢的腹式呼吸后,深吸一口气后屏气3~5s,身体前倾,进行2~3次短促有力的咳嗽,张口咳出痰液,咳嗽时收缩腹肌,或用自己的手按压上腹部,帮助咳嗽。

(十)自身准备

如有高血压、糖尿病、心脏病、慢性肾病等相关疾病需要长期服用药物(特别是阿司匹林片、华法林片、激素类药物),或者曾经做过其他手术,有过敏史,务必告知医生,在医生的指导下使用药物。如有牙龈、咽喉疼痛等炎症及手足、股癣,需先治疗再手术。

基础疾病控制标准如下。

(1)高血压:一般要求控制在140/90mmHg以下。

(2)糖尿病:一般要求空腹血糖<9mmol/L。

(3)感染:肺部感染、支气管炎等需体温正常,感染控制。

(4)心脏病:稳定。

(5)肺结核:治疗2周以上。

(十一)术前止痛药

术前医生可能嘱患者服用止痛药物,术中注射止痛药物,术后继续服用消炎止痛药物来缓解疼痛不适。

(十二)术前准备

手术前一日,在病区内进行术前准备工作,包括皮试、术前指导、麻醉科会诊、备血、手术标识描记等。

四、手术后护理

(一)卧 位

术后平卧位时应该保持患肢外展、中立位,可在两腿间放置"T"形枕(或大软枕)(图11-4)。

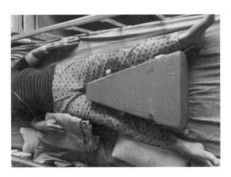

图11-4 "T"形枕

(二)早期康复锻炼

1.床上锻炼

术后早期活动,可以促进肠道功能的恢复,预防肌肉萎缩及下肢静脉血栓的发生,有利于患者的康复。

床上锻炼的具体方法如下。

(1)术后麻醉苏醒后即开始患肢股四头肌收缩锻炼。

(2)踝泵运动(图11-5):脚背向上翘起,感觉到大腿用力,维持3~5s后放松2~3s,重复8~10次为1组,进行3~4组/d。以踝关节为中心,做跖屈、内翻、背伸、外翻的360°的"旋转"运动。

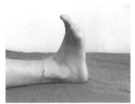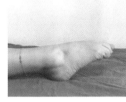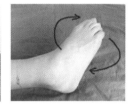

图11-5　踝泵运动

(3)术后体位:术后第1天(引流管拔除后),可逐渐摇高床头,由30°开始,逐渐过渡到90°,但不能超过90°(图11-6)。术后平卧或健侧卧位交替,避免皮肤长时间受压。

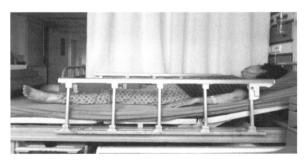

图11-6　术后体位

(4)正确放置便盆:患者仰卧位,健肢屈膝,上肢屈肘并着力于床面,行抬臀运动。臀部抬起足够高度并避免患肢的外旋及内收动作。

2.下床活动

术后早期下床活动有利于肺功能的康复及舒适度的提升,促进全身状况改善。实施早期下床活动,可以降低肺部感染发生率,减少术后肺部并发症;促进血液和代谢循环,降低静脉血栓等情况发生。

术后血压、呼吸、脉搏等平稳,病情无特殊变化,可在手术后2~3d开始练习站立及行走(在康复医生指导下及助行器帮助下)。可先进行床边站立,康复医生和家属帮助患者坐在床边,然后缓慢扶起站立,进行原地踏步训练,训练计划应循序渐进、量力而行。起身下床时应遵守"三部曲",即平躺30s,坐起30s,站立30s,再行走。在下床活动时要注意保暖,避免着凉,防止肺部并发症的发生。活动过程中出现胸闷、气促、头晕、心动过速、心悸、出汗、脸色苍白等情况时,立即停止活动。注意预防跌倒。

(1)下床站立:

①首先必须有陪人在旁。将助行器放在术侧腿旁,向床边移动身体(图11-7)。

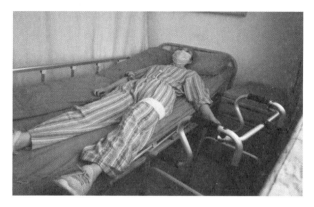

图11-7　移动身体

②将术侧腿移到床下,防止术侧髋外旋(图11-8)。

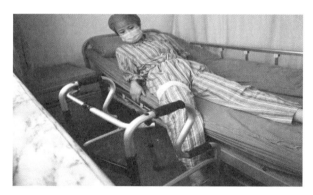

图11-8　术侧腿移到床下

③健侧腿顺势移到床下,将身体转正,扶助行器站立(图
11-9)。

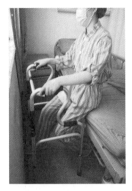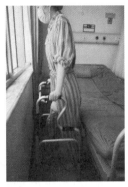

图11-9　扶助行器站立

（2）坐下之前做好准备,需要有靠背和扶手的椅子,加坐垫,看好位置双手扶稳,缓缓坐下。要坐较高的椅子(椅子高度以高于患者的膝盖为准)(图11-10)。

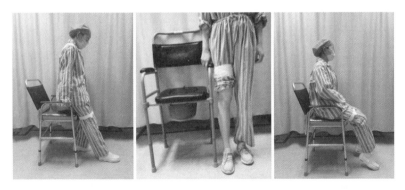

图11-10　屈髋不能超过90°,要坐较高的椅子(右下肢为患肢)

（3）站立时,先从椅子上站起,身体挪到椅子旁,患肢放在前面,健侧腿承受大部分体重(图11-11)。

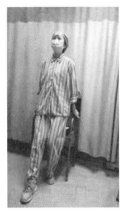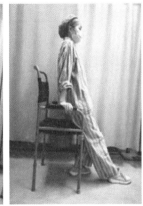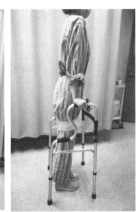

图11-11 站立方法(右下肢为患肢)

（4）首先助步器先放前一步距离→患肢先行，走一步→健肢跟上，与患肢平行（图11-12）。

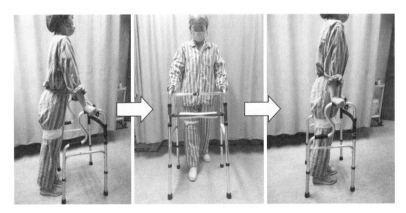

图11-12 使用助行器的方法

3.咳嗽、叩肺

术后遵医嘱进行雾化吸入、有效咳嗽及深呼吸。日间最好每2～3h进行1次有效咳嗽,以促进痰液排出及肺复张,防止肺不张的发生。

叩肺可以通过胸壁震动气道,使附着在肺、支气管内的分泌物脱落,通过体位引流,使分泌物到达细支气管,再通过咳嗽将痰排出体外。故术后家属应对患者进行叩肺,以促进痰液排出及肺的复张。建议先进行雾化吸入治疗,以稀释痰液后,再进行叩肺,可以使痰液更容易被咳出,效果比较好。建议夜间仍以休息为主,可在睡前进行叩肺及有效咳嗽。

(1)叩肺方法:健侧卧位或者半卧位(床头摇高不能超过90°),单层衣服(或单层薄布)覆盖于患者胸背部,家属将手固定成背隆掌空状态,即手背隆起,手掌中空,手指弯曲,拇指紧靠食指(图11-13)。

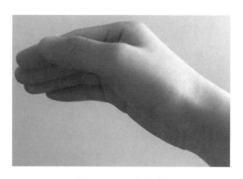

图11-13 空心掌

利用手腕力量(图11-14)从肺底自下而上、由外而内迅速而有节奏地叩击背部。每侧叩击1~3min,每分钟叩击120~180次(叩击时发出空而深的拍击音则手法正确)。叩击力量应适中,以患者不感到疼痛为宜。嘱患者边叩击,边咳嗽。

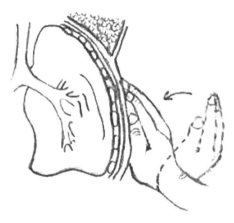

图11-14　利用手腕力量

(2)叩击时间:雾化后效果更佳,避免在血压、呼吸、脉搏等指标不稳定时或进食前后进行叩击。

(3)禁止叩击的部位:避免在脊柱、胸骨、切口上和胸腔引流管处,肾区、肝区、脾区、女性乳房以及直接在赤裸的皮肤上叩击。

(三)翻　身

术后6h,首次健侧翻身,翻身时两腿之间仍需夹一大软枕,患肢膝关节可适当弯曲(图11-15)。

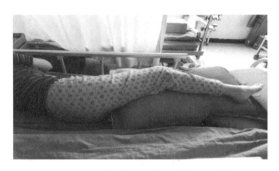

图 11-15 翻身方法(右下肢为患肢)

(四)导管护理

1.深静脉置管

最常见的深静脉置管是右颈内静脉置管,偶尔也会在右锁骨下或腹股沟处进行深静脉置管。深静脉置管(图 11-16)在术中用于静脉补液及静脉麻醉,术后带入病房用于静脉输液。置管期间避免牵拉,防止拉出,敷贴翘起时需要及时通知护士。

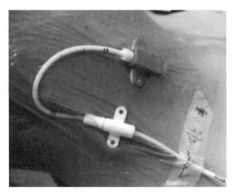

图 11-16 颈内静脉置管

2.切口引流管

切口引流管是全髋关节置换术后常规留置的管路,半髋关节置换术一般不留置管路。置管期间应保持导管固定妥善、通畅,不要自行挤压、扭曲引流管。在床上活动时,避免牵拉引流管,防止扭曲、移位或脱落。

(1)放置切口引流管的目的:吸出人工关节周围残留积血,以减少伤口内血肿形成,减少感染机会。

(2)切口引流管留置期间注意事项:

①术后即开始暂夹管2h(图11-17),2h后开放切口引流管,引流球呈负压状态(图11-18)。保持引流管的通畅,防止管子受压、打折、扭曲、牵拉。

②注意观察引流液的量、颜色、性质,若引流量≥300mL或每小时引流量≥100mL,应立即夹管,并汇报医生。

③妥善放置切口引流管,引流管的位置应低于切口位置,以防逆行感染。

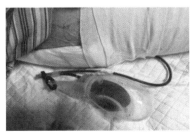

图11-17　切口引流管夹管状态

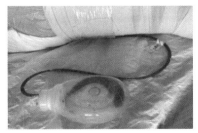

图11-18　切口引流管负压状态

（3）意外拔管处理：若发生意外拔管，应立即汇报医生，予以切口换药。

（4）切口引流管拔管：术后第1天，常规拔管。

（五）饮食营养

总的饮食原则为宜易消化，富含钙、维生素、优质蛋白的食物，如患者合并糖尿病、高血压，再根据医嘱调整。戒烟酒。

（六）PCA

PCA根据设定的流量会自动持续给药48h。在患者感觉疼痛时，可在给药按钮上按压一下，就会有一定额外剂量的止痛药快速进入体内。为了避免药物过量使用，PCA有一个安全保护机制，15min内多次按压仅有1次有效（图11-19）。

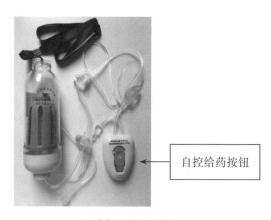

自控给药按钮

图11-19　PCA

PCA的不良反应有恶心呕吐、抑制肠蠕动、尿潴留等。恶心明显时,可暂时关闭PCA,待恶心好转再开放PCA。发生呕吐时,将患者头偏向一侧,防止误吸引起窒息。尿潴留是镇痛药物抑制了神经系统的反射作用,干扰了生理性排尿功能,而引起尿潴留。如果患者不习惯在床上解小便,出现排尿困难等现象,可采取下腹部按摩、热敷、听流水声等方法,如效果不佳,则需留置导尿管。麻醉手术后的镇痛药物导致患者胃肠蠕动减弱,胃排空延迟,使便意迟钝,导致腹胀、便秘。发生腹胀、便秘时,宜进食易消化的半流质饮食。

(七)口腔护理

禁食期间,注意患者的口腔卫生,进行口腔护理,每天2次,病情允许可改为早晚刷牙。口腔护理或刷牙后,均建议患者加用漱口液漱口,以保证口腔及咽喉部清洁。

(八)潜在并发症观察

1.假体脱位

假体脱位时,患者感患肢疼痛剧烈,双下肢长度不同(患肢缩短),呈过度外旋位,关节囊处有空虚感。一旦发生脱位,应立即制动患肢,安慰患者,并通知医生进一步处理,复查X线片,送手术室复位,术后患肢予以持续皮牵引,做好牵引护理。

2.切口感染

注意观察局部有无红、肿、热、痛等急性炎症表现,定期更换敷料,如有污染及时更换;积极预防肺部感染、尿路感染等并发症;合理使用抗生素;提高患者机体的抵抗力,积极治疗原发病。

3.深静脉血栓

DVT发生的三个主要原因是血流减慢、血液高凝状态、血管壁损伤。术后早期活动有助于改善血液循环,也可给予肢体按摩。术后第2天,按照指南使用利伐沙班或低分子肝素预防深静脉血栓,使用时间一般为5周左右,但这些药物可能会引起牙龈出血、皮下淤青等。鼓励患者麻醉苏醒后即可开始做双下肢股四头肌等长收缩训练、踝泵运动,这是预防深静脉血栓形成的有效措施。护理工作中,应注意患肢的感觉、色泽、肢端动脉搏动情况,如出现下肢肿胀、肢端温度降低、皮肤发绀、疼痛加剧,应警惕栓塞的发生。如患者突然出现呼吸困难、口唇发绀,应警惕肺栓塞,做好抗凝药的指导。如患者出现牙龈出血、皮肤出血点、贫血、恶心现象,应及时与医生沟通。

五、出院护理))

(一)特殊用药指导

出院后继续服用利伐沙班3周,注意观察药物的不良反应。

(二)伤口换药

手术切口换药1~3d 1次。建议天气炎热时每天一换,秋冬季可2~3d一换。伤口敷料有明显渗血、渗液时,建议立即换药。

(三)出院复查时间

出院后,术后(从手术当日算起)1.5个月、2个月、3个月以及半年、1年复查,以后每年1次。复查时患者应带好出院小结、门诊病历及X线、CT等影像学资料。

（四）出院后注意事项

1.指导及行为规范

（1）不弯腰穿鞋。

（2）不蹲位厕所。

（3）不跷二郎腿。

（4）不健侧卧位时压旋患肢。

（5）不坐床头取床尾物。

（6）不坐矮凳。

（7）上下楼梯：健腿先上，患腿先下。

（8）单拐步行应放在健侧。

①上楼梯时，拐杖先上→健侧脚上→患侧脚跟上。

②下楼梯时，拐杖先下→患侧脚下→健侧脚下。

2.出院后注意事项

（1）预防感染。向患者详细说明术后患肢功能恢复、防止人工关节脱位的重要性。以后如有需要行拔牙、胃肠镜等有创检查或手术，或者牙龈、咽喉疼痛等炎症情况，应向医生说明曾行关节置换。必要时使用抗生素，以减少置换关节血源性感染风险。

（2）乘飞机安全检查时，出示医疗证明。

（3）注意合理调节饮食，控制体重，减少人工关节磨损及跌倒。

（4）避免打球、登山、慢跑、户外骑车、跳舞、打乒乓。

(5)可以进行散步、游泳、打保龄球、骑固定自行车等活动。

(6)加高床、椅、坐厕的高度,座椅两边加扶手。

(7)尽量睡硬板床。

(8)穿松紧鞋、松裤,知晓正确穿脱鞋知识。

(9)避免髋关节屈曲超过90°,尽量减少患髋的负重度。

(10)从地上拾物需患肢屈膝跪地。

3.出院后遇到以下情况随时就诊

(1)健侧或患侧小腿或大腿疼痛持续性加重。

(2)下肢渐进性疼痛、下肢缩短。

(3)下肢渐进性红肿、疼痛或皮肤发红。

(4)体温持续超过38°。

(5)伤口渗出持续增多、红肿或皮缘开裂。

(6)进行性行走困难。

(7)出现气短、胸痛或胸闷。

参考文献

[1]张燕.临床护理路径在髋关节置换术后的效果分析[J].现代
    实用医学,2019,31(10):1395-1396.

[2]中国加速康复外科专家组.中国加速康复外科围术期管理专
    家共识(2016版)[J].中华消化外科杂志,2016,15(6):
    527-533.

[3]胡白露,张敏,刘慧等.人工髋关节置换术的护理[J].实用临

床医药杂志,2017,21(10):87-90.

[4]蔡宇,周华军,程文俊,等.加速康复外科联合标准化康复路径在全髋关节置换术治疗老年股骨颈骨折患者中的应用[J].中华创伤骨科杂志,2016,18(8):673-678.

[5]包良笑,肖军,李涛,等.不同助行方式对人工全髋关节置换术后患者假体早期稳定性的影响[J].中华护理杂志,2016,51(6):655-658.

[6]田凤英.早期康复护理改善全髋关节置换术后髋关节功能的效果分析[J].中国现代医生,2016,54(8):154-156,160.

[7]周珠莺.阶段性护理在人工髋关节置换术患者髋关节恢复中的应用[J].实用临床医药杂志,2017,21(18):169-170,179.

[8]徐雅萍,王焕军,刘雨,等.精细化管理在髋膝关节置换患者围术期排尿管理中的应用[J].中华现代护理杂志,2016,22(31):4465-4467.

[9]熊美玲.家属参与式延续性护理干预对人工全髋关节置换术患者康复的影响[J].国际护理学杂志,2017,36(17):2327-2330.

[10]王文慧,张利峰,李信欣,等.髋关节置换术后患者不同时期关节功能变化及其影响因素研究[J].中华护理杂志,2017,52(6):649-653.

[11]汤舜銮,郑义君,肖智真.Orem自理模式对人工髋关节置换术老年患者髋关节功能恢复的影响[J].现代临床护理,

2016,15(7):19-21,22.

[12]李薇,宋雪.不同助行方式对人工全髋关节置换患者术后假体早期稳定性的影响[J].中华现代护理杂志,2017,23(3):386-388.

[13]甘玉云,李伦兰,代极静,等.电话干预对人工髋关节置换术后患者出院后功能锻炼依从性的影响[J].中国实用护理杂志,2016,32(18):1392-1395.

[14]史燕燕,张敏,王秋菊.延续护理在老年患者髋关节置换术后康复中的应用效果[J].中华现代护理杂志,2016,22(13):1871-1875.

[15]殷梅平.综合护理干预在全髋关节置换术后老年患者中的应用[J].护理研究,2017,31(23):2931-2933.

[16]姜会枝,吴玉红.姜醋泥穴位贴敷对全麻下髋膝关节置换术后恶心呕吐的临床研究[J].中国实用护理杂志,2017,33(16):1259-1261.

[17]高娜,佟冰渡,姜英,等.系统化三防三位护理措施在预防不同疾病行人工髋关节置换术患者假体脱位中的应用效果[J].中华现代护理杂志,2017,23(15):2015-2018.

[18]刘迎春,彭贵凌.基于风险评估策略下分层护理干预在老年髋关节置换术患者中的应用研究[J].中国实用护理杂志,2017,33(9):669-672.

(徐小郁)

案例十二 ● 骨盆骨折切开复位内固定术 围手术期护理

患者张某,男性,入院前1h因外伤致全身多处疼痛伴活动受限,于急诊外科就诊。完善相关辅助检查,结果示:骨盆骨折。为进一步治疗,急诊以"骨盆骨折、全身多处软组织损伤"收入院。

既往史:5年前因右颌面部外伤行钢板内固定术,否认其他疾病及过敏史。

个人史:有吸烟史20年,每天10支,未戒烟。无饮酒史。

患者完善术前各项检查及化验,在全麻下行"骨盆骨折切开复位钢板内固定术",返回病房时患者全麻已清醒,术中带回切口引流管1根接引流袋,留置导尿管,PCA 2mL/h维持。术后遵医嘱予以Ⅰ级护理,禁食禁饮6h后予以普食,持续鼻导管吸氧3L/min,持续心电监护,去枕平卧6h,并予以抗炎、补液、预见性止痛等对症治疗。自诉切口持续性锐痛,NRS评分为2分,Barthel评分为重度依赖,DVT评分为8分,已汇报医生。

一、定 义

　　骨盆骨折手术入路可分为前侧入路和后侧入路。常用的前侧入路有经耻骨联合入路、髂腹股沟入路、骶髂关节前入路、改良Stoppa入路；后侧入路有单纯骶髂关节后入路、微创骶髂关节后入路。手术者在选择手术入路时，须对手术的显露范围与降低手术相关风险之间的关系进行权衡，从而选择最合适患者的手术入路。对于有耻骨联合损伤的患者，可选择Phannenstiel入路。对于有前环的骨折的患者，髂腹股沟入路是"经典入路"，可充分显露前环，并可在一定程度上满足后环的固定。但髂腹股沟入路存在手术时间长、操作繁琐且涉及腹股沟区血管神经束，易发生医源性损伤等缺点，同时该入路难以显露髋臼方形区。改良Stoppa入路可从骨盆内显露，不仅能充分显露方形区，且不涉及髂外血管神经束，避免了重要血管的损伤，对"死亡冠"血管的处理较髂腹股沟入路容易，且手术并发症少于髂腹股沟入路。对于Tile B型骨盆骨折，单独通过前方入路固定即可获得满意疗效。对于前后环联合损伤的Tile C型骨盆骨折，往往需要增加后方入路，通过前方和后方联合入路，可使不稳定骨盆骨折达到满意的治疗效果。目前，较多采用的手术技术是前路钢板固定前环骨折而后经后路骶髂关节螺钉固定骨盆后环，该手术具有时间短、创伤小、恢复快等优点。

二、手术方式与麻醉方式

手术方式为骨盆骨折切开复位内固定术,麻醉方式为全麻。

三、手术前护理

(一)卧　位

对于不影响骨盆环完整的骨盆骨折患者,可取仰卧位与侧卧位,侧卧位时,健侧在下,严禁坐位。

对于影响骨盆环完整的骨盆骨折患者,外伤后应采取平卧位,减少搬动。骨盆骨折急性期时,患者疼痛感较明显,体位固定,易导致受压皮肤出现压力性损伤,尽量使用气垫床,定时对受压部位进行减压,保持床单平整、无皱褶及干燥。

(二)心理调适

由于患者对医院环境陌生,再加上对意外受伤引起疾病缺少足够的认识,心理压力比较大,极易出现恐慌、焦躁等消极情绪。因此,医护人员应该在手术前对患者予以充分的鼓励和安抚,增强患者对医护人员的信任感。护士应加强巡视及相关宣教,讲解疾病相关知识、手术目的、麻醉方法,讲解术中注意事项,介绍骨科的先进手术设备及主刀医生丰富的临床经验,介绍手术成功的实例,使患者树立战胜疾病的信心,能够以积极、健康、良性的心态,主动地配合治疗。

(三)禁饮禁食

传统的禁食、禁饮时间过长,易导致手术患者发生饥饿、口渴、烦躁及血糖偏低等诸多的不良反应。因此,美国麻醉医师协会修订了术前禁食禁饮指南:术前2h可进食液体饮食,如纯净水、红茶、绿茶、纯果汁等,儿童术前6h可进易消化食物,如面包、牛奶、配方奶等,术前8h可进正常饮食。快速康复外科指南2013年关于3种手术(结肠切除术、直肠/骨盆手术、胰十二指肠切除术)新的禁食方案适用于大多数择期手术患者。择期手术前禁食固体食物是强制性的6~8h,饮用碳水化合物的时间极限是术前2h。

(四)营 养

骨盆骨折的患者,因疾病原因需卧床休养,易导致便秘。指导患者合理饮食,以维持营养均衡。嘱患者尽量多食用易消化、高蛋白的食物。鼓励患者尽量多食用维生素和纤维素含量较高的水果及蔬菜,如白菜、菠菜、香蕉、胡萝卜、芹菜、韭菜等,同时配合下腹部环形按摩或在床上活动,以促进肠道的蠕动,防止便秘。

(五)个人卫生

术前晚将手术肢体或手术范围区皮肤清洗干净,去除手术区域的毛发。

(六)睡 眠

满足患者的睡眠要求,可以听轻音乐、喝牛奶,创造良好的睡眠环境,保证患者良好的睡眠质量(尤其是手术前一天);必要时根据医嘱使用助眠药物治疗。

(七)床上大小便训练

床上大小便训练是为适应长期卧床需要,防止因体位不习惯而致尿潴留、便秘。

(八)有效咳嗽咳痰训练

为防止肺部并发症,应鼓励患者主动咳嗽,定时予以叩背;对痰液黏稠不易咳出的患者,给予雾化吸入。咳嗽方法如下:患者深吸一口气后屏气3～5s,身体向前倾,进行2～3次短促有力咳嗽,咳出痰液,咳嗽时收缩腹肌或用手按压上腹部,帮助咳嗽。

四、手术后护理

(一)卧　位

患者术后卧床休息,平卧4～6h后患肢用软枕垫高,6h后协助患者翻身,翻身时取40°健侧卧位。术后第2天可遵医嘱取半卧位。

(二)翻　身

术后6h背部垫枕,侧卧30°～40°,缓解后方可切口及背部皮肤压力;半侧卧位及平卧位交替,每2～3h交替1次,以控制受压部位皮温,缓解局部皮肤压力,避免伤口长期受压,导致局部缺血而使伤口发生感染。

(三)术后锻炼

1.踝关节背伸

麻醉清醒后,即可指导患者进行远端肢体活动,如活动足趾、踝关节背伸跖屈运动(图 12-1)、被动按摩患肢小腿肌肉等,以促进血液循环。

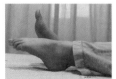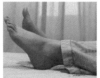

图 12-1　踝关节背伸跖屈运动

2.股四头肌、小腿三头肌静态收缩

术后 2~3d,患者可进行股四头肌、小腿三头肌静态收缩练习(图 12-2)及踝关节背伸跖屈运动。绷紧腿部肌肉 10s 后放松,再绷紧、放松,以此循环,每天 5~10 次。若患者情况允许,可在术后第 1天行上述等长收缩练习。鼓励患者行膝关节的屈伸活动,每组 5~10 次,先进行被动运动,后变为主动活动,每天 6~10 组,以不感到疲劳为宜,循序渐进。膝关节用软枕稍垫高,使下肢抬高 10°~20°。

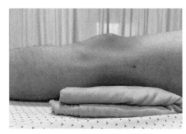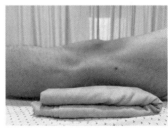

图 12-2　股四头肌、小腿三头肌静态收缩

3.臀桥运动

术后第5天,可进行臀桥运动(图12-3)。患者取仰卧位,双腿屈曲,两手肘关节用力抵于床上,健侧肢体弯曲踩床,腹部用力向上将臀部抬起离床,持续5s左右还原,重复10~20次(1组),每日早、中、晚各运动1~2组,要求术后第1天反复抬臀30~60次,第2天可酌情增加至60~120次。

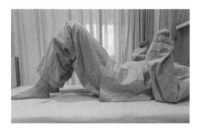 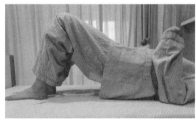

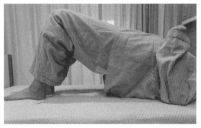

图12-3　臀桥运动

4.直腿抬高和屈髋屈膝

术后1~2周,行直腿抬高活动(注意保持踝背屈)(图12-4)及屈髋、屈膝活动(图12-5),注意各关节的活动范围不宜过大。若患者存在髂骨骨折,需酌情延后直腿抬高训练。

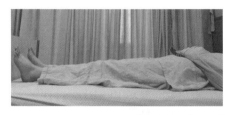
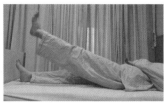
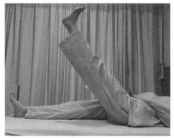

图12-4　直腿抬高

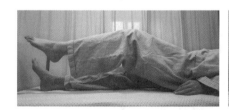
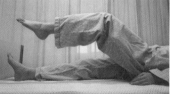
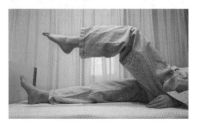

图12-5　屈髋屈膝

在功能锻炼期间,避免过度及不适当的活动,以行为训练的方式让患者接受功能锻炼并进行正确练习,使其在心理上接受。早期适当锻炼可减少深静脉血栓等并发症的发生。

(四)有效咳嗽训练

指导患者进行腹式呼吸、吹气球及有效咳嗽训练。指导患者做扩胸运动,以增强呼吸肌的收缩力和抗疲劳能力,增大肺通气量,改善肺功能。保持病房的温、湿度,鼓励患者多饮水并保持口腔清洁。在病情允许的情况下,定时翻身、叩背。痰液黏稠者,可给予雾化吸入,每日2~3次,以利于排痰。

(五)留置管路的护理

1.导尿管

嘱患者多饮水,每日饮水量至少2000mL;妥善固定导尿管及尿袋,严防滑脱,保持其通畅,勿折叠、扭曲。密切监测尿量、颜色及性质,并做好记录。保持会阴部清洁干燥,进行会阴部护理,2次/d。每天评估拔管指征,尽早拔管,预防泌尿系感染。

2.切口引流管

评估导管风险,做好相应的导管标识,妥善固定引流管,保持引流管通畅。告知患者保持引流管引流通畅的重要性;告知患者及其家属注意避免引流管扭曲、折叠、脱落,尤其是在功能锻炼或翻身时。引流管末端连接负压引流球,因单向阀门的存在是主动引流,既能排出引流液,维持负压,又能防止引流球内引流液反流入引流管,发生逆行感染。如引流管末端连接一次性无菌引流袋,引流袋没有防逆流装置,引流袋放置应低于切口30~50cm,利用切口渗血、渗液形成的自然压力和重力引流。每日记录引流液的量、颜色和性质,若引流管有较多血性液体流出,切口局部渗血或渗液较多,应立即报告医生,及时处理。

(六)饮食营养

术后禁食6h,6h后患者如无恶心、呕吐等反应,可先给予少量流质饮食,以后根据情况逐渐改为半流质或普食。因为手术后短期内患者可有食欲减退、恶心、呕吐等症状,消化功能暂时被抑制,所以手术后初期应坚持少食多餐、清淡易消化的饮食原则,应以高热量、高蛋白、丰富维生素、低脂、低盐的饮食为主。骨盆骨折的患者,要少食易产气引起腹胀的食物(如牛奶),宜选食含有纤维素多的蔬菜和水果,如菠菜、白菜、芹菜、冬瓜、萝卜、青椒、油菜、苹果、香蕉、猕猴桃等。水果、蔬菜能提供维生素(维生素B、维生素C、维生素E、胡萝卜素)、无机盐(钙、镁、钠、钾)和纤维素,能有效地刺激胃肠道蠕动,促进消化液分泌,从而增加患者的食欲。水果蔬菜又属碱性物质,有助于维持体内的酸碱平衡。同时,患者应多饮水,防止发生便秘;同时教会患者正确按摩腹部的方法,促进肠蠕动,防止肠胀气、腹胀和便秘。

(七)PCA

手术切口疼痛一般在术后8h左右达到最高峰,术后疼痛会给患者带来躯体上的不适感,患者常会因为惧怕疼痛而拒绝功能训练,这会影响疾病预后并延误恢复的最佳时期。针对骨盆骨折的患者,应给予注重个体化和针对性较强的镇痛方案。PCA按注射方式和内装药物的不同分为硬膜外泵和静脉泵两种。硬膜外泵常使用局麻药、吗啡等,而静脉泵常用芬太尼等。PCA的给药方式由麻醉医师设定,不可随意更改。在手术患者带着PCA回到病房前,麻醉医生会根据患者情况配好镇痛药物的浓度及剂量,加注入PCA内。当手术接近结束时,先为患者推注一次首剂量镇痛药物,使其迅速达到一定的浓度,以衔接麻醉后到PCA起效这段时间,确保患者无明显疼痛感。然后,把PCA连接到患者身上。PCA(图12-6)提供了更好的可控性,适用于需要各种输液速率、追加剂量和自控锁时的患者。PCA根据设定的流量会自动持续给药48h。在疼痛加剧后,可通过按压自控按钮给予一定额外剂量的镇痛药快速进入体内,减少患者因术后疼痛产生的不适感。

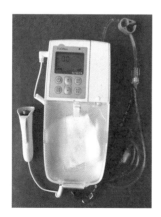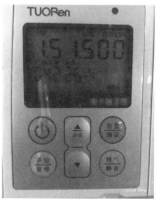

图12-6　PCA

（八）并发症观察

1.深静脉血栓

（1）术后预防：预防静脉壁受损，尽可能避免在下肢进行静脉输液或采血。若患者情况特殊，也应注意减少静脉穿刺次数，缩短扎止血带时间。术后患者保持功能体位，下肢抬高20°～30°，腘窝及小腿下避免垫硬枕。术后即可进行踝泵运动，以促进下肢静脉回流。告知患者戒烟，防止香烟中尼古丁刺激，引起静脉收缩，影响血液循环。禁食高胆固醇食物（如蛋黄），多进食清淡低脂、高蛋白、高纤维素、易消化食物；同时鼓励患者多饮开水，保持大便通畅，防止便秘。指导患者正确的术后锻炼方法，教会家属正确的下肢按摩方法，嘱其每天定时为患者按摩，每次按摩都要从小腿远端开始，自下由上缓慢进行。对于恢复期、能自行活动，但不能下床的患者，应鼓励患者在床上进行主动或被动屈伸下肢运动，术后开展股四头肌主动伸缩功能训练，注意膝关节、踝、足关节活动。鼓励身体状况恢复好的患者下床，借助步行器和支具等进行活动，增加活动量。观察患者双下肢皮肤颜色、疼痛及肿胀情况。若发现患者下肢皮肤呈暗红色，且出现疼痛、肿胀等症状，需及时通知医生，并协助医生进行相应检查。一旦发生深静脉血栓，患者应绝对卧床，抬高患肢30°，禁止热敷、按摩、热敷、理疗，避免在床上活动时动作幅度过大。观察下肢肿胀的程度及皮温、色泽，遵医嘱使用抗凝药物，观察注射部位是否出现硬结、瘀斑、疼痛、皮下出血，注意观察口腔黏膜有无出血及大便隐血情况。

避免注射大量有刺激性的药物,应用溶栓药物或采取溶栓术。避免用力排便,以免造成血栓脱落。密切观察患者的生命体征以及血氧饱和度变化。若患者突然出现胸闷、胸痛、憋喘、呼吸急促、心率增快、血氧饱和度下降等异常情况,应怀疑有肺栓塞的可能,需立即通知医生,及时采取有效的措施,以挽救患者的生命。

(2)出院后预防:出院时告知患者及其家属注意事项。患肢负重应当循序渐进(最好在门诊复诊医生指导下进行);下地活动时需使用双侧拐杖;严格遵医嘱服药,必须按时、按量,同时监测凝血情况;定期复诊;嘱患者一旦出现呼吸窘迫、咯血、头痛、咳嗽、意识不清等症状,及时到医院就诊。

2.压力性损伤

加强与患者及其家属的沟通,根据患者病情、年龄、文化程度等具体情况,用通俗易懂的语言为患者及其家属做好压力性损伤预防知识的健康教育。讲解压力性损伤发生的原因及危害性,告知患者及其家属正确使用减压器具,时时保持全身皮肤清洁、干燥,大小便浸湿后要及时给予清洗、擦干,避免尿液、粪便对局部皮肤的侵蚀。教会家属正确使用便盆:需协助患者抬高臀部,以防擦破皮肤,必要时在便盆边缘垫软纸、布垫或撒滑石粉。重点观察高危患者的皮肤情况,对高危患者每班必须进行床头交接,并仔细检查患者骶尾部、双髋部、膝部两侧、足跟、内外踝、肩胛部等受压部位皮肤有无压红或破损,保持床单位清洁、干燥、无皱褶。指导患者床上活动方法及翻身的要领,强调翻身是最简单而有效的压力解除法,每2～3h协助患者翻身1次,尤其对一些担心活动影响骨折愈合的患者,应耐心讲解疾病的相关知识,取得患者的配合,最大限度地预防压力性损伤的发生。

五、出院护理

(一)锻　炼

出院后患者的锻炼方式应以由简单到复杂,循序渐进,逐步发展为原则。患者逐渐从坐位过渡到床旁站立练习,用双拐或助行器辅助站立,健侧肢体负重。术后6～8周开始扶拐,患肢不负重行走,10周患肢可部分负重,12～14周患肢可完全负重。步行训练需在家属或其他专业人员保护与指导下进行,以防意外的发生。

(二)复　查

术后3个月,复查X线片和CT;术后6个月后,每半年复查1次。如遇不适感,需及时复诊。

(三)后续治疗

如患者出现切口处红肿、疼痛、流脓等情况,需及时复查。

(四)营　养

出院的患者,已进入恢复期,这一阶段的饮食营养应均衡,注意休息,劳逸结合。指导患者家属给予患者合理的饮食搭配,进食营养丰富的高热量、高蛋白、高维生素、易消化的食物,多吃富含植物有机活性碱的食品,多补充含钙的食品,增强患者机体抵抗力和组织修复能力,促进康复。

参考文献

[1]胡健,禹宝庆.骨盆骨折的手术入路及其选择[J].中国创伤杂志,2014,30(1):30-32.

[2]禹宝庆.骨盆骨折救治的损伤控制理念及手术方式的选择[J].中国骨伤杂志, 2017,30(3):195-197.

[3]毛俊霞.国内外术前禁食禁饮的研究分析[J].中国保健营养,2019,29(21):65.

[4]倪尔丰,胡晓颖.120例骨盆骨折患者的临床护理体会[J].中国初级卫生保健,2010,24(9):84-85.

[5]陈丽君,王春英,陆萍,等.骨科疾病健康教育手册[M].杭州.浙江大学出版社,2017.

[6]李佳琪,王春艳,宋荣,等.不稳定型骨盆骨折患者的临床护理[J].基层医学论坛,2014,18(30):4042-4043.

[7]杨树欣.医用镇痛泵技术新发展及其应用[J].医疗卫生装备,2012,33(6):82-84.

[8]熊小云,刘强.护理管理小组在骨盆骨折患者深静脉血栓形成预防中的应用[J].齐鲁护理杂志,2017,23(14):113-114.

[9]杨青梅,江雯红,闫桂虹.3D打印技术辅助骨盆骨折手术的围术期护理[J].护士进修杂志,2018,33(19):1781-1784.

[10]周莉萍,刘秀珍.创伤骨科饮食宣教内容的初探[J].中国实

用医学,2009,4(26):214-215.

[11]王美云,曹玉萍.骨折术后预防压疮的护理干预[J].基层医学论坛,2012,16(15):1917-1918.

[12]高娜.北京协和医院骨科护理工作指南[M].北京:人民卫生出版社,2016.

（陈　莺）

案例十三——跟骨骨折围术期护理

患者仇某,男64岁,1天前不慎从高处摔落左足着地,出现左足肿痛不适,肿痛程度尚可,能忍,伴活动受限。急诊行X线片示:左侧跟骨骨折,为求进一步治疗,门诊拟"左侧跟骨骨折"收住院。入院时无发热寒战,无恶心呕吐,无胸闷气促等不适。

既往史:高血压病史8年余,血压最高200/90mmHg,长期口服药物治疗,自诉血压控制尚可。

个人史:患者饮酒20年余,每天半斤糯米酒。

专科检查:左足明显肿胀,局部可见瘀斑,有压痛,踝关节活动无明显受限,左足足背动脉搏动可,趾端感觉及血运可。

患者完善术前各项检查及相关宣教,在蛛网膜下腔麻醉下行"左侧跟骨骨折切开复位撬拨术"。术后左足弹力绷带包扎下趾端血运好,包扎敷料干燥,诉切口持续性锐痛,NRS评分为1分。遵医嘱予以Ⅱ级护理,低盐饮食,抗炎、止痛、消肿、预防深静脉血栓等治疗。予鼻导管吸氧2L/min,呼吸平稳。心电监护示:窦性心律,律齐。Barthel评分为中度依赖,协助其日常生活护理,压力性损伤评分为20分,保持床单位清洁、干燥,跌倒/坠床评分为2

分,DVT评分为11分,已汇报医生。注意肢体的被动或主动运动、减少静脉损伤、加强宣教。

一、定义

跟骨骨折是指由于各种原因导致跟骨的完整性受损,是足部较常见的损伤。跟骨骨折发病率1.5%,好发于青壮年。常由于高处坠落,足跟着地,垂直暴力自距骨传导至跟骨,导致跟骨压缩或劈开。

二、手术方式与麻醉方式

手术方式包括切开复位内固定术,骨折缺损处植以松质骨或人工骨。麻醉方式为全麻或腰麻。

三、非手术治疗的护理

(一)心理护理

患者对手术常常存在恐惧心理,担忧骨折预后,易产生焦虑心理。应给予耐心的开导,介绍骨折的特殊性和治疗方法,并给予悉心的照顾,以减轻或消除心理问题。

(二)饮食护理

患者宜进食高蛋白、高维生素、高钙、粗纤维及果胶成分丰富且易消化的食物。品种多样,色香味俱全。

（三）体　位

抬高患肢,以促进下肢血液回流,减轻肢体肿胀。

（四）功能锻炼

抬高患肢,24h后开始主动活动踝关节。

四、手术前护理

（一）心理护理

由于对疾病愈后的不确定,患者会担心患肢残疾。针对患者的心态采取相应的心理措施,同情理解患者,并讲解有关疾病知识、治疗的大致过程及可能出现的情况,介绍相同的成功病例经验,稳定患者情绪;做好家属思想工作,允许亲人陪伴,给患者以亲情的支持,增强患者信心,保持最佳心理状态,愉快接受手术。

（二）饮食护理

向患者宣教加强营养的重要性,注意食物的色、香、味,增加患者食欲。术前给予高热量、高蛋白、高维生素饮食,如适当食用鱼类、肉类、海产品及新鲜蔬菜水果等。

（三）体　位

抬高和制动患肢,以减轻患肢肿胀,还可通过冰袋冷敷促进血管收缩而减轻肿胀。观察足趾的末梢血液循环及感觉、温度、活动情况。

(四)术前准备

骨科常规术前准备,皮试、术前指导、麻醉科会诊、备血、手术标识描记等。

五、手术后护理))

(一)监测患者的生命体征

予以床边心电监护、持续低流量吸氧、监测体温变化等。

(二)体位护理

抬高患肢,以高于心脏水平10cm为宜,促进血液回流,减轻肢体肿胀;可使用穴位贴敷通经活络治疗。术后用石膏托固定踝关节,使踝关节呈轻度跖屈位,以降低切口张力;足跟处悬空,避免负重,以利于骨折断端愈合。手术后应注意石膏表面的渗血情况,发现问题及时报告医生进行处理。

(三)切口及肢端血运的观察

密切观察包扎敷料的渗出情况,注意患肢末端皮肤色泽、温度及足背动脉搏动和足趾活动情况。

(四)疼痛护理

创造轻松舒适的环境气氛,保持病室环境清洁、安静,空气新鲜,光线柔和,尽可能减低一切噪音,避免一切不良刺激,有助于减轻患者的疼痛感。

1.建立良好的护患关系

护士要用肯定的语言鼓励患者,耐心听取患者的主诉,理解患者对疼痛的反应,教会其如何面对疼痛及可采取的预防和减轻疼痛的方法,建立良好的护患关系。消除患者的紧张、恐惧情绪,对疼痛采取相应的护理措施。

2.预防性用药

预防性用药比术后疼痛时用药更能有效地控制疼痛。随着对疼痛原因的研究,国际上对原因清楚的疼痛采用预防性用药,且其剂量比术后疼痛时用药要小得多,镇痛效果好。

3.镇痛药物的应用

对于患者术后疼痛,最直接、有效的控制手段就是使用有效的镇痛药物。根据WHO疼痛三阶梯止痛法,根据患者疼痛的程度选择理想的药物,并尽量采用口服给药。轻度疼痛,一般可耐受,可不予以药物治疗;对于中度疼痛者,用非麻醉性止痛药效果欠佳时,可改用麻醉性药物;对于剧烈疼痛或中度疼痛,用弱麻醉性药物效果欠佳时,可使用强麻醉性药物。另外,也可以用安慰剂来代替止痛药物。

4.PCA

根据设定的流量PCA会自动持续给药48h。在感觉疼痛时,患者可在自控给药按钮上按压一下,就会有一定剂量的止痛药快速进入体内。为了避免药物过量使用,PCA有一个安全保护机制,15min内多次按压仅有一次有效。

PCA的不良反应有恶心呕吐、抑制肠蠕动、尿潴留等。恶心明显时,可暂时关闭PCA,待恶心好转后再开放PCA,发生呕吐时将患者将头偏向一侧,防止误吸引起窒息。尿潴留是镇痛药物抑制了神经系统的反射作用,干扰了生理性排尿功能而引起的。如果患者不习惯在床上解小便,出现排尿困难,可采取下腹部按摩、热敷、听流水声等措施,如效果不佳,则需留置导尿管。麻醉手术后的镇痛药物导致患者胃肠蠕动减弱,胃排空延迟,使便意迟钝,因而患者易产生腹胀、便秘。发生腹胀、便秘时,宜进食易消化的半流质饮食。

(五)并发症的护理

1.感　染

跟骨骨折术后感染比较常见。一旦发生术后感染,切口则难以愈合,严重者会导致跟骨骨髓炎。感染的主要原因包括:术前皮肤等软组织水肿明显,该处软组织少、皮肤血运差、抵御感染能力下降。护理措施:术前一天、术中、术后使用抗生素,严格遵守无菌操作原则。采用支持疗法,改善患者体质,增强抗感染能力。观察伤口渗液情况,术后充分引流,保持切口清洁、干燥。一旦发生术后感染,应加强局部换药,选择敏感抗生素。若深部感染久治不愈,可取出内固定的钢板和螺钉。

2.切口裂开

由于跟骨骨折后,其高度塌陷,该部位皮肤收缩;伤后2周左右手术,骨折复位后,造成皮肤相对缺损,加上钢板内固定后,缝合切口皮肤张力高,且该处软组织少,导致切口易裂开,钢板外露。一旦出现切口裂开,往往需要皮瓣转移闭合创面,才可治愈。

若条件许可,伤后应尽早手术,最好在患肢严重肿胀或张力性水疱出现前手术。手术前可抬高患肢,促进血液回流,预防肢体肿胀,减轻皮肤张力。指导患者功能锻炼时应循序渐进,不可运动过度,防止切口裂开。

3.足部疼痛及距下关节功能障碍

手术时损坏腓肠神经,形成神经瘤,会引起疼痛;外伤或手术时,跟骨结节趾侧骨突出损坏跟下脂肪垫也可导致疼痛;粉碎性骨折关节面未到达解剖复位或关节软骨的损伤、严重的异位骨化等,均可引起足部疼痛及距下关节功能障碍。腓肠神经位于切口处的皮瓣中,手术时要防止损伤,尽可能解剖复位移位骨折;骨折固定牢固,可不用石膏固定;早期不负重进行功能锻炼。密切观察肢端感觉及活动情况,发现异常及时处理。

(六)功能锻炼

1.早期康复

术前指导患者足趾分开活动(图13-1),50次/组,4组/d。由下至上轻按健侧下肢、患肢大腿及小腿的肌肉,5min/d。术后第1天继续足趾分开训练。术后2~7d指导患者平卧,进行踝关节主动背伸运动、跖屈运动(图13-2)、直腿抬高运动(图13-3)、膝关节屈伸运动(图13-4),50次/组,4组/d。

2.中期康复

术后2~3周,扶拐下地不负重练习。

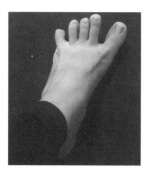

图 13-1　足趾分开运动

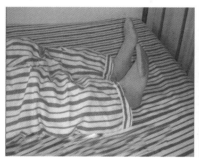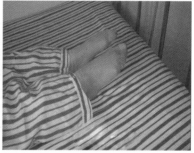

图 13-2　踝关节主动背伸运动和跖屈运动

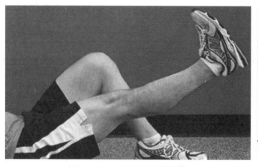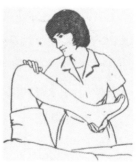

图 13-3　直腿抬高运动　　　图 13-4　膝关节屈伸运动

3.后期康复

术后2~3个月,根据X线情况进行负重行走。

医护人员告知患者及其家属功能锻炼的注意事项:一切活动均需在医护人员指导下进行,活动范围由小到大,次数由少到多,时间由短到长,强度由弱到强,循序渐进地进行锻炼;功能锻炼以患者不感到疲惫,不发生疼痛为度;功能锻炼以恢复肢体固有的生理功能为中心。

六、出院指导

1.保持心情愉悦,加强营养,禁烟酒,以促进骨质愈合。

2.石膏固定1~3周,出院后注意石膏固定的松紧度,维持有效固定。患肢持续抬高,促进血液回流和消肿。避免过早下床活动,避免患肢负重。

3.指导患者日常生活,如选择宽松的裤子,穿裤子时先穿健侧,脱裤子时先脱患侧。

4.定期复查,如有不适,及时就诊。

参考文献

[1]吴和平,李芬芳,孙惠萍.跟骨骨折术后早期康复护理[J].护士进修杂志,2015,30(18):1697-1699.

[2]贾飞飞,冯乐玲,贺萍萍,等.格林模式提升跟骨骨折患者术后康复锻炼依从性的护理实践[J].护士进修杂志,2018,33(9):

843-845.

[3]贾飞飞,冯乐玲.快速康复外科护理对跟骨骨折患者围术期疼痛的干预效果[J].浙江医学,2018,40(22):2490-2491.

[4]张伟.中西医结合外用疗法治疗跟骨骨折术前肿胀的护理[J].实用临床医药杂志,2017,21(2):154-155.

[5]冯桂莲,叶建芳.外科快速康复理念在缓解跟骨骨折患者围术期疼痛中的应用[J].齐鲁护理杂志,2018,24(18):22-24.

[6]黄敏香,张德春,赵姗,等.Teach-back在跟骨骨折患者术后功能锻炼指导中的应用[J].齐鲁护理杂志,2019,25(6):28-31.

(李明敏)

案例十四━━直肠癌围手术期护理

　　患者姚某,56岁,因"腹胀伴大便性质便中带血1个月"就诊于我院。查肠镜示:直肠恶性肿瘤。腹部CT平扫+增强示:直乙交界区占位伴周围小淋巴结,符合肠癌表现。为进一步手术治疗,门诊拟"直肠恶性肿瘤"收住入院。患者神志清,情绪稳定,精神可,胃纳可,睡眠、小便正常,近1个月体重无明显下降。NRS疼痛评分为0分,NRS 2002评分为2分,不存在营养风险,Barthel评分为无需依赖,DVT评分为8分,DVT低风险。入院后予以Ⅱ级护理、低渣饮食,完善血常规、尿常规、大便常规、大生化、凝血功能、输血前检查、血型检查、肿瘤标志物检查、心电图、胸片、腹部超声、CT、肺功能、心脏超声等相关术前检查。明确目前病情,排除手术禁忌证,做好相关宣教后在全麻下行"腹腔镜下直肠癌根治术",术中无并发症发生,术中出血约20mL,术中未输血。术后诊断:直肠恶性肿瘤。术后遵医嘱予以Ⅰ级护理、禁食、心电监护、测血压+脉搏+氧饱和度,并予以注射用头孢呋辛钠、帕瑞昔布钠等抗炎止痛对症支持治疗。术后第1天,患者病情平稳,体温36.9℃,脉搏77次/min,呼吸18次/min,血压133/67mmHg,神志清,精神可,睡眠可,禁食,无肛门排气,切口敷料覆盖,干燥整洁。盆腔引流管引流出淡红色液体约100mL。疼痛为钝痛,NRS评分为2分,PCA持续注入,暂无恶心、呕吐不适。营养评分为3分,存在营养风险,目前禁食,予以肠外营养加强支持治疗。Barthel评分为重度依赖,协助做好日常生活护理。压疮评分为13分,卧气垫床。DVT预防评分为15分,予以宣教及鼓励基础活动,物理预防静脉血栓。

一、定 义

直肠癌是位置低,容易被直肠指诊及乙状结肠镜诊断。但因为直肠解剖位置复杂,如果直肠癌手术不彻底,术后容易复发。中下段直肠癌与肛管括约肌接近,手术时是否保肛,也是手术方法上争论最多的一个问题。

二、手术方式

随着医学技术发展及人们生活理念的改变,目前手术方式已经从局部切除、根治性切除过渡到了根治性切除+保存功能,在保证手术质量的同时注重患者的生活质量的提高。

(一)直肠癌前切除术(Dixon's术)

适用范围(图14-1):肿瘤下缘距肛缘6cm。手术时,在腹腔内切除乙状结肠和直肠大部,游离腹膜反折部下方的直肠,在腹膜外吻合乙状结肠和直肠切端。随着现代医疗技术的进步,特别是吻合器的发展,最低可达2~3cm。此手术的最大优点就是能够保留肛门,若癌肿体积较大,并已浸润周围组织,则不宜采用。

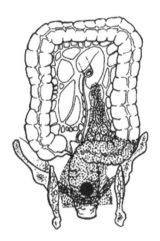

图 14-1　直肠癌前切除术适用范围

(二)经腹会阴联合切除术(Miles'术)

适用范围(图14-2):位于齿状线上7cm内的直肠肿瘤。手术时切除乙状结肠及其系膜、直肠、肛管、肛提肌、坐骨直肠窝内组织和肛门周围皮肤、血管。

特点:手术范围大、不能保留肛门,腹部需留永久性人工肛门。

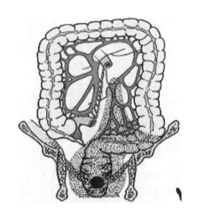

图 14-2　经腹会阴联合切除术适用范围

（三）拖出式直肠切除术（Hartmann 术）

适用范围（图 14-3）：肿瘤局部浸润严重或转移广泛时，姑息性手术。

特点：将有肿瘤的肠断有限切除，封闭直肠远端，留乙状结肠造口。

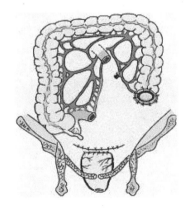

图 14-3　拖出式直肠切除术适用范围

(四)直肠癌腹腔镜根治术

腹腔镜根治术优点:患者手术切口小,疼痛感觉明显减轻;术后恢复较快,盆腔粘连少;同时在身体外观上也更符合审美需求。需要提出的是,腹腔镜直肠癌根治术虽然得到了普及和改善,但在一些技术上的难点和认识上仍存在不少争议。

目前直肠癌的治疗方式主要以外科手术为主,辅以化疗、放疗、新辅助化疗、靶向治疗等。近年来,达·芬奇机器人在直肠癌中的应用逐渐增多,已经有多项研究表明,机器人手术在减少术后并发症、降低中转开腹率等方面具有优势,但远期效果还待进一步观察。另外,达·芬奇机器人费用依然非常昂贵。此外,结直肠治疗指南中指出,靶向治疗在结直肠癌个体化治疗中具有重要作用,不仅可以延长结直肠癌患者的无进展生存期和总生存期,而且可以改善患者的生活质量。靶向治疗是指药物直接作用于肿瘤细胞的特异性靶点,影响肿瘤细胞的生长和增殖,与传统的细胞毒药物不同,仅对某些特定患者有效。常见结直肠癌靶向治疗药物有贝伐珠单抗、帕尼单抗、西妥昔单抗等。

三、手术前护理

(一)入院介绍

入院当天向患者及其家属介绍主管医生、责任护士、病房环境、各项规章制度等,评估患者的认知水平和接受能力,评估患者病情相关信息,做好各项评估,帮助患者熟悉病房环境,协助患者做好各项检查。

(二)心理护理

介绍手术医生的技术水平,增强患者战胜疾病的信心。及时解答患者及其家属的疑问,使患者积极主动配合各项检查及治疗,安心等待手术。对于需要进行肠造口的患者,医护人员需向患者讲解造口的必要性,帮患者做好心理建设。术前的心理护理对术后护理和提高术后患者的配合程度相当重要,因此护理人员需要重视这方面的内容,及时解答患者及其家属的疑虑,增强患者对手术及预后的信心。

(三)肠道准备

术前充分的肠道准备,不仅可降低术中污染风险,也可以降低术后腹腔和切口感染风险。肠道准备的目的是排空粪便、胀气,减少细菌数量。术前1天服缓泻剂(舒泰清)。需要详细向患者讲解服用方法及注意事项,如有腹痛腹胀、恶心呕吐不适,及时告知护士,要求患者末次大便为清水样。

(四)有效咳嗽咳痰训练

手术后,特别是老年患者术后要多鼓励他们进行有效咳嗽咳痰训练。正确且有效的咳嗽咳痰训练能够帮助术后患者及时排除呼吸道分泌物,预防肺不张、肺部感染,同时能减轻患者疼痛。因此,教会患者掌握咳嗽咳痰的技巧与方法是非常必要的。

有效咳嗽:患者坐位或半卧位,双手可环抱一个枕头,咳嗽前缓慢而深吸气,在深吸一口气后屏气3~5s,身体前倾,从胸腔进行2~3次短促有力的咳嗽,张口咳出痰液,咳嗽时收缩腹肌,或用自己的手按压上腹部,帮助咳嗽,咳痰前可先进行拍背,这样效果更好。

(五)踝泵运动

物理性预防静脉血栓能弥补药物预防造成的空窗期,同时能降低出血风险。踝泵运动是通过踝关节的运动,起到像泵一样的作用,促进下肢的血液循环和淋巴回流。它包括踝关节的屈伸和环绕运动,对于卧床及手术之后患者的功能恢复有着至关重要的作用。踝泵运动的原理主要是通过肌肉收缩与放松的交替,从而有效促进整个下肢的血液循环。

踝泵运动方法:①屈伸动作:下肢伸展,大腿放松,勾起脚尖,使脚尖朝向自己,保持3~5s,然后脚尖缓缓下压(下绷脚尖),也保持3~5s。②环绕动作:绕着脚踝360°旋转一圈。踝泵运动为反复地屈伸踝关节及环绕动作结合,最好每个小时练习5min,一天共练习500次。

目前常用的其他物理性预防静脉血栓的方法还有医用弹力袜、间歇加压充气装置等。

(六)术前检查

术前再次检查各项检查有无完善,术前一天做好皮试、备血、药物皮试、术前皮肤准备,微创手术者还需特别注意清洁脐部皮肤。完成麻醉科会诊,做好各项术前指导。由主管医生进行术前谈话,告知患者或家属手术方式、手术可能出现的并发症等一些手术相关内容。

四、手术后护理

(一)术后常规护理

全麻术后护理常规,遵医嘱予以持续鼻导管吸氧、禁食、心电监护。监测生命体征,观察切口及敷料有无渗血;观察引流管引流量、颜色、性质的变化及腹部体征;观察有无出血征象;防止压疮、非计划性拔管,做好各项基础护理。

(二)体位与活动

术后患者生命体征平稳后改半卧位,以利于患者呼吸及术后引流。鼓励患者早期下床活动,病情允许的情况下,术后第1天鼓励患者下床在床边行走,每日逐渐增加活动量。活动时注意妥善固定引流管,防止管路滑脱,引流管位置应低于引流口。同时预防患者坠床、跌倒。

(三)引流管护理

首先加强对患者的健康宣教,向患者及其家属讲解留置引流管的目的,置管的注意事项,做好心理干预,鼓励患者及其家属共同参与引流管的管理。

加强对导管护理的风险评估,护士应有效评估患者的依从性,从而采取相应的对策降低非计划拔管的发生风险,提高护士的风险安全意识。术后要注意观察老年患者的精神状态,特别是夜间,部分老年患者可能发生术后谵妄,特别是术后2~3d,要注意观察患者的睡眠情况、精神状态,发现异常及时通知医生,及时介入,以免引起非计划性拔管等不良情况。

保持引流管引流通畅,避免引流管受压、扭曲、堵塞,防止渗血、渗液。

观察记录引流液的颜色、性质和量。患者翻身或者下床活动时,避免引流管滑脱。引流袋位置应低于引流口,防止发生逆行感染。

(四)营养与饮食

术后根据医嘱定时监测各项生化指标,及时纠正低蛋白血症,防止水、电解质紊乱。术后次日,可饮用少许温开水,第2天逐渐过渡为少量流质饮食,逐步过渡到少渣半流质饮食,注意补充高蛋白、高热量、低脂、富含维生素的食物,少食多餐,以免引起患者腹胀、恶心呕吐等不良反应。同时,要保持大便通畅。

(五)疼痛护理

患者疼痛程度受患者自身感受、手术因素和外界因素影响。患者术后首先感受就是创伤带来的疼痛,术后疼痛不仅会对生活质量、切口愈合等方面产生影响,同时也会对患者及其家属造成不良影响,这些不良影响可能导致患者对术后护理治疗不配合,产生怀疑,也可能对手术产生不满。因此在术后,我们医护人员应该及时干预疼痛,减轻术后疼痛对医护人员和患者来说都是一种迫切的需求。根据NRS疼痛评分表评估患者的疼痛程度、性质、部位的变化。术后先要为患者创造一个舒适安静的环境,转移注意力,选择舒适体位,在护理过程中满足患者合理需求,动作轻柔,对患者疼痛表示理解。患者咳嗽咳痰时,可用手轻压创口,也可用腹带减轻患者切口张力。加强药物护理,按医嘱使用PCA,每4h评估患者疼痛程度的变化,有无恶心、呕吐不适,并做好记录,如患者疼痛加重,及时汇报医生处理,及时评价效果。

(六)心理护理

术后加强病房巡视,及时了解患者需求,及时解答患者及其家属的疑问,对患者的术后康复进行详细地健康宣教。如果是肠造口患者,更要观察其情绪的变化,多给患者精神鼓励,保护其隐私。良好而有效的沟通不仅能及时了解患者的健康问题并给予积极的护理,更能与患者及其家属之间建立起和谐的护患关系,避免医疗纠纷的发生。总之,良好的沟通是整个护理过程中的重要环节。

(七)并发症的观察

1.出　血

若观察到患者盆腔(腹腔)引流管引流袋内或肛门有持续新鲜血液流出,或者患者生命体征发生变化,如血压下降或心率增快,应立即通知医生。根据医嘱及时进行止血、补液、输血、局部应用血管收缩药物等治疗。当保守治疗无效时,应积极做好各项术前准备,再次进行手术。

2.伤口感染

保持盆腔(腹腔)引流管引流通畅;注意观察切口有无红肿、渗出现象,切口周围皮肤温度有无增高,切口周边有无触痛。如发现切口感染,需及时更换敷料,合理应用抗生素,同时监测患者生命体征的变化。

3.吻合口瘘

患者进食后出现腹痛、腹胀等腹膜刺激征,白细胞计数增高,腹腔引流管有粪便样引流液引流出,可确诊为吻合口瘘。

吻合口瘘的治疗方法是据吻合口瘘出现的时间、瘘口的大小及患者的全身症状来决定。如瘘口出现较早,腹膜刺激征症状明显,较早出现全身症状,则需要早期进行手术治疗。瘘口发生较晚,炎症反应不严重者,全身症状不明显,可采取保守治疗的方式。一般予以禁食、胃肠减压、充分引流、抗感染、营养支持等,同时要保护瘘口周围皮肤,避免引流液刺激周围皮肤;避免增加腹压的动作,如用力咳嗽、用力排便等;避免长时间端坐位,以免腹压增加引起吻合口的张力增加;同时需适量活动,以促进肠蠕动的恢复,减轻患者腹胀,减轻吻合口张力;可协助并指导患者进行扩肛训练,2次/d,以达到减轻吻合口张力的目的。

4.下肢深静脉血栓

针对DVT形成的相关危险因素,采用预防措施。基本预防方法:卧床患者按时翻身、抬高下肢、进行踝泵运动等,促进下肢血液循环;如病情允许,鼓励患者早期下床活动。物理性预防措施包括压力性弹力袜、间歇充气压力泵等。术后24h,根据患者具体情况增加药物性预防,主要包括普通肝素、低分子肝素或维生素K拮抗剂等。对于DVT高危患者,推荐物理预防＋药物预防。

5.CO$_2$潴留

腹腔镜手术患者由于气腹建立后,腹腔压力增大,肺部顺应性降低,有效通气量减少,部分患者术后可能会出现CO$_2$潴留,引起高碳酸血症。若患者术后出现呼吸浅慢、疲乏、肌肉震颤、双手扑动,同时血气分析提示PaCO$_2$增高,应高度怀疑高碳酸血症、酸中毒,及时通知医生协助对症处理。

(八)造口护理

此外,如果患者有造口,需观察造口有无异常,造口一般于术后2～3d,待肠蠕动恢复后开放。造口开放前,应观察肠段有无回缩、出血、坏死等现象。

1.保持造口周围皮肤清洁

用清水清洁结肠造口黏膜及周围皮肤,忌用酒精、碘伏等刺激性消毒剂进行消毒。

2.扩张造口

造口开放后,即开始扩张,戴上手套,食指涂以石蜡油,动作轻柔、缓慢插入造口至2～3cm,在造口内停留3～5min。开始时每日1次,7～10d后改为隔日1次。

3.正确选择造口袋

根据患者造口的具体情况、经济状况等来选择造口袋的类型,一般选择两件式透明造口袋,便于观察与护理。

4.指导患者造口的自我护理

前期示范造口的护理方法,后期采用让患者参与自我护理的模式,如果患者接受度差,可让家属参与造口护理。护理时,先让患者或其家属观看全过程1~2次,过程中及时解答患者疑问并详细解释,直到可以独立操作1~2次,以确保患者在出院前完全能够独立进行造口相关护理为止。在造口护理过程中,碰到难题也可请造口专家会诊来协助护理。目前各医院均有类似造口俱乐部,以便造口患者之间进行经验交流,加强信息互通。

(九)快速康复外科理念

随着医学的发展,医护人员的共同协作,现在快速康复外科(FTS)理念已经被越来越多地认可。FTS理念更加注重患者的心理状态,注重患者舒适感。已经有多项研究表明,常规机械肠道准备对降低切口感染、吻合口瘘等并发症发生风险无明显作用,反而可能增加患者生理应激反应,所以不建议进行常规机械肠道准备。术前缩短禁饮、禁食时间,通过及时补充葡萄糖液,来降低术后胰岛素抵抗,降低术后高血糖的发生。同时,FTS理念建议术前不留置胃管、术后引流管,术后早期拔除尿管,主动进行镇痛护理,尽早恢复饮食及活动,以降低手术治疗对患者的应激反应,加速患者的康复。FTS理念的实效性已经在临床活动中得到了验证,这也是我们今后努力的方向,使FTS理念真正应用到临床并能取得好的效果。

五、健康宣教

1.保持情绪稳定,生活规律

良好积极的心态才能更好地帮助患者配合治疗、完成治疗。鼓励患者参加社会活动,多与其他患者进行交流。同时也要取得家庭、社会的支持,帮助患者建立信心。

2.饮　食

宜选用高蛋白、低脂肪、低糖、易消化的食物,注意营养均衡,少食多餐,多吃鱼、瘦肉、鸡肉,以及富含维生素的新鲜蔬菜、水果。避免或少食辛辣刺激性、油炸、烧烤和腌制类食物。造口患者需避免或少食产气食物,如牛奶、葱、韭菜、大蒜等。

3.排便功能的训练

(1)缩肛运动:指导患者进行缩肛运动,包括下蹲、站立动作,下蹲时肛门放松,站立时用力缩紧肛门。每天2~3次,每次连续做20组,以锻炼肛提肌、肛门括约肌及阴部—肛门神经反射的功能。

(2)排便反射训练:如安排每次饭后1h进行排便训练,每天2次,每次10min,时间到,终止排便。其他时间,若有便意,则可通过转移注意力如变换体位、听音乐、进行轻体力活动等方法减轻便意,以此来训练患者肠道的贮便功能和肠壁的延伸性,养成定时排便的习惯。

4.复　查

通常第1年每隔2~3个月复查1一次,第2年每半年复查1

次,第3年每年及以后复查1次,直至终身,也可根据患者个体情况由主治医生来安排具体复查时间。

5.减轻心理负担

鼓励造口患者参加造口联谊会,与其他造口患者一起交流、娱乐,减轻他们的心理负担。有条件者可参加造口相关讲座,学习专业知识,造口门诊定期随访。

6.坚持治疗

需要患者坚持完成放疗、化疗的各个疗程,还有靶向治疗等巩固性治疗,告知患者及其家属坚持治疗的重要性,这个是治疗过程中相当重要的一个环节。这些治疗一方面能帮助巩固手术治疗的效果,减少复发和转移,另一方面能帮助晚期患者控制病情发展,延长患者生存时间,提高生活质量。在临床中,会有患者因恐惧放化疗的副作用或者在治疗过程中因为出现的副作用而中断或者放弃化疗,因此需要医护人员在患者进行放化疗之前,详细说明治疗的重要性,及治疗当中注意事项,给予患者关怀,和患者家属一起帮助患者克服障碍,顺利完成治疗计划。

参考文献

[1]鲁全芝,乔祖俊,王刚,等快速康复外科理念在腹腔镜结直肠癌围手术期的应用研究[J].中国肿瘤外科杂志,2018,10(1):44-47.

[2]赵丽君.直肠癌术后结肠造口患者的护理观察[J].当代医学,

2016,22(2):114-115.

[3]刘瑞.循证护理在结直肠癌术后管路护理规范中的应用效果
观察[J].临床医药实践,2017,26(8):621-622.

[4]樊向文,张勇,席量,等.腹腔镜与开腹术治疗结肠癌的安全性
和疗效比较研究[J].中国肿瘤外科杂志,2017,9(5):292.

[5]黄静,孙彬,喻太平.腹腔镜下直肠癌根治术围手术期的护理
体会[J].中国社区医师,2017,33(14):112.

（孙　星）

案例十五 · 颈动脉狭窄内膜剥脱术围手术期护理

患者朱某,男性,75岁,头晕1年余,检查发现左侧颈动脉重度狭窄2周。行颈动脉CTA提示:左颈部局部管腔重度狭窄。为行进一步治疗,门诊拟"颈动脉狭窄"收住入院。患者入院时诉反复头晕,与血压波动相关,余无不适。

既往史:发现"高血压"病30余年,最高血压180/100mmHg。目前服用"非洛地平+厄贝沙坦片",平素血压控制不佳。发现糖尿病10年余,服用"瑞格列奈1粒,bid;二甲双胍1粒,bid",自诉血糖控制尚可。痛风史6年,偶有发作。4年前因下肢间歇性跛行于我科住院行介入治疗,术后症状缓解,长期服用"阿司匹林+阿托伐他汀",期间行颅脑MRI示左侧额叶局部梗死灶,自诉存在"胃病""气管炎"。

患者完善术前各项检查及相关宣教,在全麻下行"左颈动脉内膜剥脱,迷走神经剥离术"。全麻清醒后返回病房,患者神志清,精神软,未诉头晕头痛,四肢肌力5级,声音无嘶哑,双侧瞳孔等大等圆,对光反射灵敏。左颈部切口敷料干燥,接负压引流球1个,引流出少量血性液体,穿刺处持续性钝痛存在,带回留置导尿管1根,尿色清。遵医嘱予以Ⅰ级护理,低盐糖尿病饮食,去枕平卧6h,鼻导管吸氧3L/min,心电监护,并予以抗炎、补液、活血、抗凝、激素、营养神经等对症治疗。记录24h尿量,24h左颈部引流量,雾化吸入2次/d。注意穿刺点渗血情况,观察患者神志、瞳孔、四肢肌力,注意声音有无嘶哑及喝水有无呛咳。控制血压110~120/60~80mmHg。心电监护未见异常波形。术后生命体征平稳。Barthel评分为重点依赖,DVT评分为15分。术后诊断:颈动脉狭窄;高血压病;2型糖尿病;脑梗塞;慢性支气管炎。

一、定 义

颈动脉狭窄是一种常见的动脉粥样硬化性疾病,多见于中老年人。动脉粥样硬化斑块导致血管狭窄,可累及血液循环、运动、感觉、泌尿、语言系统等,严重者可引起脑梗死等致命性疾病。发病主要原因为动脉粥样硬化,现已发现引起动脉粥样硬化的危险因素有:高龄、家族史、吸烟、高血压、高脂血症、久坐、肥胖、糖尿病和精神压力大。

二、手术方式、麻醉方式

手术方式为颈动脉内膜剥脱术。麻醉方式为全身麻醉。

三、手术前护理

(一)入院护理

所有患者入院后,责任护士应详细询问患者的个人信息,如住址、婚姻史、过敏史、既往史、服药史及烟酒史等。

(二)心理指导

颈动脉内膜狭窄的患者多为老年人,合并基础疾病较多,手术风险相对高。患者存在一定的恐惧心理,尤其是曾经有过缺血性脑卒中的患者,或者是支架介入不成功的患者,心理压力更大。需详细评估患者的心理状态,多与患者交流,了解患者的日常所需和术后期望达到的治疗效果。通过发放健康宣教资料,组织患者集中学习疾病的相关知识及治疗方法和过程,让患者了解相关疾病知识,再通过评估掌握的心理问题,有针对性地进行交流、解释,如实地告诉患者的治疗效果和可能发生的并发症。

(三)安全防护

护士术前详细了解患者年龄、病情、既往史、自理能力,观察有无头晕、双下肢无力等症状。护士经常巡视病房,给予患者生活上的照顾以及安全防范措施;夜间要求家属陪护,加床栏,防止坠床跌倒。

(四)饮食指导

住院期间应进食低盐、低脂肪、低胆固醇、低糖食物,多吃蔬菜、水果和富含纤维素的食物,补给充足的蛋白质。

(五)完善各项检查

入院后,常规查血常规、凝血功能、大小便常规、心电图、头颅CTA、TCD、颈内动脉血管超声。手术前行颈动脉B超或血管造影等检查,可详细了解颈动脉狭窄的程度。同时,对肝、肾、心、肺功能等进行全面评估,必要时行24h动态血压检查。

(六)颈总动脉压迫试验

术前3～4d进行颈总动脉压迫试验,每天进行2～3次,一次压迫时间不超过30min,目的是更好地建立患侧脑组织的侧支循环,以更好地预防术后脑卒中的发生。主要方法为:用拇指在健侧环状软骨平面、胸锁乳突肌前缘,朝第6颈椎横突方向,向后、向内压迫颈总动脉,以颞浅动脉和面动脉搏动消失为有效标准。充分评估患者双侧颅内外动脉病变,既要保证侧支循环建立,同时要避免按压不当,造成斑块脱落,导致脑卒中(图15-1)。

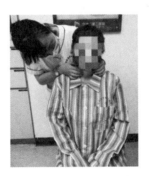

图15-1　颈总动脉压迫试验

(七)控制血压、血糖

糖尿病、高血压患者,需要控制血糖、血压,监测血糖、血压的变化,使患者早日符合手术条件。高血压患者控制血压至关重要,血压应保持稍高于正常水平,一般将收缩压控制在130～140mmHg。若高血压降至正常或太低水平,可能诱发低灌注,导致神经功能缺损。护士需掌握血压测量的正确方法与注意事项。

每次测量患者双侧手臂,定血压计、定体位、定部位、定时间。患者口服降压药时间必须准确,观察药物的作用。若患者血压波动较大,必须找出原因,并与医生联系,务必使血压保持稳定。每日监测血糖,围手术期患者空腹血糖控制在8.0mmol/L以下,餐后2h血糖控制在10.0mmol/L。

(八)术前准备

术前保持良好的睡眠和休息,注意保暖,防止感冒。如有吸烟史,必须采取戒烟措施,香烟中的烟碱和尼古丁可引起血管痉挛,增加血液黏稠度,加重脑缺血的症状,戒烟可降低卒中发生风险。因此,鼓励患者戒烟在术前是十分重要的。术前一天做好药物过敏试验及备血,术前沐浴更衣,做好皮肤准备。手术前一晚禁食禁水8~12h。术前去除义齿及首饰,排空大小便,必要时可留置导尿。

(九)药物治疗

颈动脉内膜剥脱术后脑卒中发生率为3%~5%,原因可能是血管重建后血流恢复,反射性引起大脑前毛细血管痉挛,导致颈动脉剥脱的部位血流淤滞而形成血栓。因此在手术干预之前推荐以下药物治疗。

1.抗血小板治疗

血小板活化是动脉粥样硬化发展,导致脑缺血的关键步骤,抗血小板药物已被证明是最有效的治疗手段,常规使用阿司匹林和氯吡格雷进行治疗。阿司匹林可用于预防动脉粥样硬化引起的反复发作的短暂性神经功能障碍和脑卒中。氯吡格雷可以减少动脉粥样硬化事件的发生(如心肌梗死、脑卒中和血管性死亡),常规每日剂量为75mg。

2.抗凝治疗

口服华法林抗凝,在服药期间定时监测凝血功能,并根据国际标准化比值调节用药。每日定时服药,勿随意停药,如有漏服现象,嘱患者及时告知医护人员。

(十)体位训练

由于手术的限制,患者术后短时间内会取平卧位,可提前指导患者做适应性训练,如练习床上大小便、深呼吸等。告知患者排便时避免用力增强腹压,指导患者术后咳嗽咳痰的正确方法,必要时给予术前雾化,防止肺部炎症。

四、手术后护理

(一)体位与活动的指导

术后患者应保持平卧位,意识清醒后可取半卧位,并将头偏向健侧,确保呼吸道通畅,并促进引流,不要过大范围活动颈部,防止出现血管扭曲的情况。卧床期间加强翻身、拍背,预防肺部感染,并在护士的指导下在床上行踝泵运动。早期活动可以预防下肢深静脉血栓形成。

踝泵运动的具体方法:取平卧位或是坐位,先尽力向上勾脚,使脚尖朝向自己,保持10s,后用力绷脚,脚尖尽力向下踩,在最大位置保持10s,然后踝关节360°旋转,如此为一组动作。每次至少做5min,每日5次。

(二)病情观察

术后患者麻醉清醒后回病房,予以心电监护及吸氧,按Ⅰ级护理的要求巡视及记录生命体征,观察患者瞳孔、体温、呼吸频率、心率、尿量等情况,尤其关注患者血压及心律的变化,保持血流动力学稳定。颈动脉狭窄患者常合并广泛的动脉硬化和高血压。颈动脉内膜剥脱术后高血压发生率为19%～21%。因此,术后需要持续监测患者的生命体征,特别是监测血压,血压的控制范围应以术前血压监测的平均值为参考依据,血压过高时遵医嘱静脉泵入硝普钠并维持血压在130～140/80～90mmHg。宜从小剂量1～2mL/h开始,输液针不能和测血压在同一侧肢体,以免测量血压时挤压肢体,影响液体泵入,进而影响血压控制效果。

密切观察血压,每15～30min观察1次,并观察注射泵是否畅通并及时记录。每班要检查心电监护仪的血压报警设置,并定时松懈血压计袖带。2～3d血压正常后,逐渐减少静脉泵入硝普钠的剂量至停用,改使用口服降压药。血压过高易导致脑出血、脑水肿,血压偏低可引起脑灌注不良,减慢血液在血管内的流动速度,易造成血栓形成。非失血导致的低血压比较常见,通常与颈动脉窦压力感受器受刺激有关。低血压无需特殊处理,进行补液等扩容处理即可。

当心律出现变化时,应立即告知医生,开通静脉通路,准备好抢救药品并配合医生抢救，及时完善护理记录。及时评估患者的神志、表达和发音能力、肢体活动及肌力变化，通过让患者说句话、握个手、笑一笑来判断患者的定向活动以及意识情况，发现问题及时汇报医生处理。

密切观察穿刺侧下肢皮肤颜色、温度、足背动脉搏动情况、有无出血及血肿，同时注意观察伤口疼痛变化，如出现患肢疼痛、足背动脉搏动减弱或皮温低，遵医嘱给予适量血管扩张药。注意抬高患肢，以利于静脉血液回流。

(三)有效的呼吸道管理

术后严密观察患者的呼吸情况，观察患者能否有效排痰，以及痰量、痰色，注意听诊肺部呼吸音。患者年龄较大，体力下降，呼吸幅度减弱，加之气管插管后黏膜轻度水肿，常有疼痛，导致咳嗽能力受影响，呼吸道分泌物潴留，进而导致肺不张、肺部感染等。护理过程中应注意观察血氧饱和度，发现患者吸氧状态下氧饱和度仍低于95%时，需查找原因。如出现肺部感染，可加强叩肺，配合雾化吸入，指导患者有效咳嗽咳痰，联合补液、抗炎、纠正电解质紊乱，必要时给予无创呼吸机辅助呼吸。

(四)饮食及活动

患者麻醉清醒后即可饮水，观察患者有无饮水呛咳。2h后可进食流质饮食，第2天可进食半流质饮食，食物一定要软烂，避免用力咀嚼，引起伤口出血。术后给予低半卧位，有利于呼吸及引流，减轻脑水肿。指导患者进行颈部活动，避免颈部过度转动，多向健侧卧位。第2天即可下床活动。

(五)药物指导

颈动脉内膜剥脱术后最危险的并发症为颈动脉闭塞。发生颈动脉闭塞的主要原因是血管内膜受损继发血栓形成。因此,术后合理应用抗凝药物非常重要。为防止血栓形成,遵医嘱给予抗凝药物,如低分子肝素钠皮下注射、口服华法林等。用药期间注意观察有无出血倾向,如皮肤黏膜有无出血点或紫癜,有无血尿、黑便、鼻衄及牙龈出血等现象;定期监测凝血功能,遵医嘱调整药物。一旦出现有倾向,及时报告医生,对症处理。

(六)疼痛指导

指导患者正确使用疼痛评分工具,准确表达疼痛分值。用疼痛评估尺及时有效地评估患者的疼痛情况,把NRS评分控制在3分及以下,保证无痛睡眠,若NRS评分≥4分,应及时处理,遵医嘱采用药物或非药物方法来缓解疼痛。

(七)并发症的护理

患者术后可能发生切口出血及皮下血肿、高灌注综合征、脑缺血和脑卒中、神经损伤、颈内动脉血栓形成等并发症,这些都与创伤、穿刺局部压迫、置入支架刺激等因素有关。

1.切口出血及皮下血肿

颈部皮下组织疏松,出血是颈动脉开放术后常见的并发症之一(图15-2)。主要原因是术中需切开动脉血管并缝合,周围组织受到损伤引起组织渗血,术后常规使用各种抗凝药物等。颈部切口出血的常见表现是短时间内从切口引流球引流出大量血液或颈部出现血肿,如血肿增大,可压迫气道导致呼吸困难甚至窒息;血肿也可压迫颈动脉窦,反射性地使心率减慢,甚至心搏骤停,这些情况都非常危险。

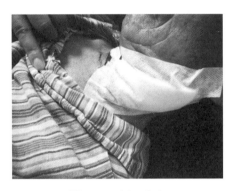

图15-2 切口出血

术后应控制血压,嘱患者避免头颈部剧烈活动,避免用力咳嗽、打喷嚏,必要时使用颈托固定颈部,做好患者及家属心理护理,稳定患者情绪,避免情绪激动诱发出血。术后24h内每小时观察引流液的性质和量,确保引流管引流通畅。密切观察局部伤口有无肿胀、敷料有无渗血,有无呼吸困难、颈部不适等症状。颈部伤口渗血较多时,及时通知医生换药。术后患者常规放置负压引流球,观察引流液的量、颜色、性质并记录。每隔1~2h挤压引流管,保持引流通畅是术后第1天护理观察的重点措施之一。防止引流管扭曲、滑脱,观察引流球有无负压,若无负压或引流袋中引流量超过2/3,需及时更换。一般术后1~2d,24h引流量<10mL

可予以拔管。若持续出血,每小时超过100mL要及时通知医生处理。伤口局部疼痛、吞咽困难是发生血肿的早期标志。观察患者颈部肿胀情况,并与健侧进行对比,必要时床旁备气管切开包。护理人员应每班次仔细检查气管切开包有效期。若患者颈部轻度肿胀,无需处理;若颈部肿胀持续加重,影响颈部活动,应及时通知医生处理。同时要观察患者有无说话含糊、呼吸困难等气管压迫症状,出现上述症状要立即通知医生进行血肿清除术。

2.高灌注综合征

高灌注综合征是术后最严重的并发症。术后颈动脉狭窄解除,血供突然增大,使得已耐受脑低灌注状态侧的大脑又进入高灌注状态,引起广泛的脑组织肿胀。高灌注综合征的临床表现包括额颞部、眼眶周围的搏动性头痛,眼面部的疼痛,恶心、呕吐、意识障碍,脑水肿和视力损害,神经功能损害等。高灌注综合征患者的脑血流量呈血压依赖性,体循环的血压降低后,高灌注综合征症状常能得到缓解,因此将血压控制在正常范围也是护理的重点。多数患者以神志模糊和严重的头痛为始发症状,严重者出现脑出血症状。

护理过程中应密切观察患者中枢神经系统变化,有无躁动抽搐、精神恍惚、意识障碍、兴奋多语等,正确判断患者头痛的性质。全身麻醉术后6h抬高床头30°,围手术期有效的血压控制是预防过度灌注综合征最有效的手段。术后除常规吸氧、监测生命体征、控制血压范围同术前外,治疗上可辅以脱水药物如甘露醇、甘油果糖等降低患者的颅内压。脱水药物静脉使用时需要加快滴速,确保疗效。预防脑水肿以降低高灌注综合征发生风险。记录患者的尿量,观察患者有无头痛、恶心、呕吐等症状。若患者出现意识障碍、癫痫等症状,应立即停用抗凝治疗。有效控制血压、密切观察意识情况和头痛的性质,对于早期处理此类并发症至关重要。

3.脑缺血和脑卒中

脑缺血和脑卒中常发生于术中和术后,发生率为2.2%~2.5%。术中斑块脱落、颈动脉阻断时间较长等均可造成脑缺血症状,加上术中全身肝素化、术后长期抗凝治疗,易引起脑卒中。脑卒中是颈动脉内膜剥脱术后早期最重要的并发症。

术后应密切观察患者初次醒来的时间与意识变化,定时观察患者瞳孔大小、对光反射、语言能力、肢体活动情况;术后24h内鼓励患者每2h主动或被动运动一次,协助患者进行握拳运动、上下肢抬高运动;指导观察某一物件,看是否有视觉障碍;每日协助患者温水泡脚,促进血液循环;每日与患者进行交流沟通,与患者行肢体接触,比如握手,了解患者肢体肌力情况,特别是有无肢体活动障碍、对侧偏瘫;评估同侧视力视野,判断有无视力障碍;评估患者有无失语、舌偏移、吞咽功能障碍等。同时,应密切观察患者凝血指标以及有无出血倾向,警惕因凝血功能异常造成脑卒中。如若出现上述症状,应行B超或CT检查,明确诊断,尽早处理。

4.神经损伤

颈动脉周围神经组织丰富,包括舌下神经、迷走神经、喉上神经、面神经分支等,这些神经的损伤多为手术牵拉所致,表现为进食呛咳、声音嘶哑、音调低、说话费力,鼓腮漏气、鼻唇沟变浅及Horner综合征等。如有上述症状,立即汇报医生及早进行对症处理。术后做好心理护理,鼓励患者做吞咽运动;患者进食时宜少量多餐,进食饮水抬高床头,尽量端坐,患者进食时不要说话,做好相应的生活护理;指导患者一旦发生呛咳,立即将头偏向一侧,以减少误吸的可能。如患者术后出现耳垂麻木,可能为发生耳大神经损伤,此时,患者对于突发症状会产生紧张情绪,护士应做好解释及教育,告知患者不要紧张,应用神经营养药物对症治疗,经过积极治疗,6~12个月多可恢复。

5.颈内动脉血栓形成

颈内动脉血栓形成常发生于术后3d内,其诱因有术后低血压、动脉栓子残留、吻合口瘘等。

因此,要密切观察患者的意识情况,如出现烦躁、谵语、偏瘫、昏迷等严重的急性脑损害症状、体征,应立即告知医生,及时行多普勒超声及CT检查明确诊断。尽快处理可避免中枢神经系统进一步损害。

6.其他并发症

颈动脉狭窄患者大多为老年患者,手术方式需要全身麻醉及气管插管。因此,术后还需观察有无肺部感染、下肢深静脉血栓、胃肠功能紊乱等外科术后常见并发症。

(八)康复训练护理

一般而言,术后2~3d,当患者各项体征平稳后,应尽早鼓励患者进行康复活动。开始时运动不宜剧烈,应循序渐进,以患者不觉劳累为宜。出院前可制定运动方案,包括散步、适当家务劳动、太极拳等。运动时间视患者具体情况而定。

五、出院指导

(一)药物方面

按量准时服用抗血小板及抗凝药物,对于预防支架内再狭窄非常重要,颈动脉支架植入术后患者一般服用氯比格雷和阿司匹林双抗维持6个月,以后终身服用阿司匹林。在服药期间,需要观察患者有无出血倾向,定期复查凝血功能。如果患者既往有高血压,需继续服用降压药。

(二)饮食方面

吸烟会加速动脉粥样硬化,使血压升高,心率降低,患者务必戒烟,避免饮酒过量,更不能长期酗酒,白酒需要每天保持在50mL以下,可以适量饮用红酒。给予低盐、低脂、低胆固醇、清淡、易消化的饮食。颈动脉狭窄患者若血压数值偏高,则必须限制食盐的摄入,每天摄入食盐需要在3g以下。出院后患者也不能吃高胆固醇的食物。因此,要少吃蛋黄、动物内脏、蟹黄等食物。建议患者可以吃牛肉、鸡肉、鱼肉、去皮鸭肉等含优质蛋白的食物。

(三)活动方面

平时起床时动作缓慢,先坐起10min后再起床,忌突然转头,避免长时间低头阅读,以免引起低血压,甚至休克。出院后可上下楼梯,正常转动颈部,不搬运超过4.5kg的重物。

(四)切口护理

患者颈部的切口在出院时可能还有部分淤血、青紫和肿胀,这都是常见现象,不久后就会消褪。伤口周围可能出现麻木,告知患者小心使用剃须刀,尽量使用电动剃须刀清除伤口周围的胡须。

(五)复 查

手术后3个月患者务必返院复查;遵医嘱定期复查颈部B超,观察颈部血流畅通情况,以便及早发现问题。若患者出现身体一侧移动困难,说话困难,视力改变或失明,血压骤升,剧烈头痛等现象,应即刻返院检查治疗。

参考文献

[1]柯丽燕.24例颈动脉内膜剥脱术治疗颈动脉狭窄的围手术期护理[J].当代护士(中旬刊),2017(3):31-32.

[2]侯莉娜.83例颈内动脉内膜剥脱术患者围手术期护理[J].中国继续医学教育,2016,8(35):210-212.

［3］翁艳敏,朱娴,傅巧美.颈动脉内膜剥脱术后患者并发症的观察与护理［J］.解放军护理杂志,2015(6):56-57.

［4］李海燕,丁婧赟,钱火红,等.颈动脉狭窄患者行颈动脉内膜切除术的围手术期护理［J］.护理实践与研究,2015(8):43-44.

（徐雯雯）

案例十六 —— 经鼻蝶入路垂体瘤切除术的围手术期护理

患者陈某,男,56岁。患者半年前无明显诱因下出现左眼视力模糊,偶有头部胀痛感,为阵发性,不剧烈,无恶心、呕吐,无视物旋转等,多次就诊于当地医院眼科,均无特殊处理,遂患者未予以重视。半年来左眼视力模糊症状持续,无明显加重或缓解,再次就诊于当地医院,行头颅MRI提示:垂体占位。

既往史:高血压病史7年余,高脂血症1年余,规范服药,自述血压控制可。

个人史:否认吸烟、饮酒史,否认吸毒史,否认药物依赖及成瘾史,否认冶游史。

患者术前完善常规眼科会诊及检查,做好术前各项准备及相关宣教。在全麻下行"神经内镜下经鼻蝶垂体肿瘤切除术",术后经过顺利。患者神志清,双侧瞳孔等大等圆,对光反射灵敏,双鼻腔膨胀海绵填塞,未见明显液体渗出,留置导尿管,引流通畅,尿色清,四肢肌力5级。自诉切口持续胀痛存在,NRS评分为2分,Barthel评分为重度依赖,DVT评分为10分,已汇报医生。术后诊断:垂体腺瘤。

一、定　义

垂体腺瘤是临床上常见的神经系统肿瘤,来源于垂体前、后叶及颅咽管上皮残余细胞。有研究表明,垂体腺瘤发病率约为30～50/10万,占神经系统肿瘤的10%左右,其临床表现包括激素分泌功能异常、垂体功能减退、性功能障碍、肢端肥大、视力下降、视野缺损、头痛等。

目前治疗方式主要包括药物治疗、手术治疗以及放射性治疗等。对药物治疗无效以及有明显占位效应的垂体腺瘤,手术仍然是主要的治疗方式。随着内镜技术的不断发展,神经内镜下经鼻蝶入路手术方式已逐渐成熟,被广大临床医生所接受。神经内镜手术具有术野清晰、肿瘤切除率高、术后并发症少等优点。

二、手术前护理

(一)心理疏导

术前大部分患者由于缺乏对垂体瘤的认知,又是头部手术,容易紧张、担心,甚至会恐惧手术。而且,在临床工作中发现,由于疾病的临床症状特殊,比如部分垂体瘤患者出现男性阳痿、女性育龄期不孕、年轻患者容貌改变等不同表现,首诊科室往往不是神经外科,而是反复辗转于眼科、内分泌科、妇科、男性科等,导致病程加长,治疗延误,病情加重,导致最终确诊垂体瘤的患者会出现烦躁、焦虑情绪,甚至会对医疗机构产生不信任的负面情绪,进一步增加内分泌失常情况发生,导致术后并发症和手术风险的增高,并对术后患者恢复产生影响。个别患者由于疾病导致不能生育或者性功能减退无法进行正常夫妻生活,影响家庭关系,又难以启齿,产生自卑、抑郁等情绪。

此时,护理人员要亲切、和蔼,用通俗易懂的语言,耐心地与患者进行有效沟通交流,了解病情,评估患者的临床症状、生活习惯、经济状况、心理障碍,根据实际问题有针对性、个体化地做好干预措施,向其讲解疾病的治疗经过、预后及康复效果。特别对于一部分爱美的女性患者,要强调手术前不需要剃头,术后也不会留疤痕,增加她们对手术的信心。积极开展术前视频宣教,简单告知患者手术操作流程、麻醉方法和手术室环境等,有助于减轻患者的心理应激反应,加深患者对疾病的认知,从而改善患者的不良心态。

另外,护理人员还可以向患者介绍成功的案例,帮助患者树立信心,并让患者知晓保持良好心态对病情恢复的重要性,有助于患者治疗配合度的提升。患者饱受病痛折磨,在言语上也可能会更激进或不得当。临床护士要予以体谅,所谓"口能吐玫瑰,亦能吐蒺藜",要注意言辞表达,切实从患者的角度出发,用真诚的态度和专业修养去感化患者,取得患者信任,从而建立良好的护患关系。

(二)术前检查

术前护理人员遵医嘱做好术前常规检查,评估患者的心肺功能能否耐受全麻手术。由于疾病和手术方式的特殊性,需要增加内分泌学检查,包括生长激素、泌乳素、甲状腺素、促甲状腺素、促肾上腺皮质等激素水平的测定;常规做好视力、视野、眼底检查,以便与术后对照。应特别强调,部分视力、视野障碍的患者,活动和检查时要有专人陪护,避免跌倒、坠床等意外的发生。护理人员术前需检查或询问患者鼻部结构是否正常,避免鼻部结构异常等造成手术路径障碍,发现异常及时请五官科会诊。

(三)术前训练

1.经口呼吸训练

由于神经内镜下经鼻蝶入路术后常规应用膨胀海绵填塞鼻腔,经鼻呼吸模式闭塞,完全依赖经口呼吸,会造成患者呼吸困难,严重时出现低氧血症。且术后长时间张口呼吸,使患者口咽部干燥、疼痛难忍,因此术前3d行经口呼吸适应性训练尤为重要。

使用专用鼻夹(图16-1)充分夹闭患者鼻翼,改为张口呼吸,指导放松并调节呼吸频率及节律,确保无胸闷、气促等不适。第1天训练3次,第1次10min,第2次20min,第3次30min;第2天训练6次,30min/次;术前1d每2h训练1次,每次1h,练习使用鼻夹期间进食、进饮与活动。

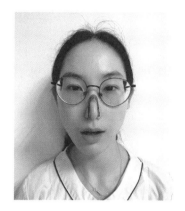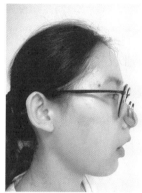

图 16-1　经口呼吸训练

2.去枕平卧训练

经鼻蝶垂体瘤切除患者较其他脑部手术患者更容易发生频繁呕吐症状,术前4~5d应指导患者在床上进行去枕平卧位训练。

在中、晚餐后30min,取去枕平卧位各30min;也可以术前2~3d在早、中、晚餐后30min,取去枕平卧位各30min,以提高患者对术后颅内压升高的耐受程度,从而减少患者术后因体位不适应、血流动力学的改变而发生呕吐。

3.术中体位训练

提前一天指导患者取半坐卧位,上半身抬高30°~45°,在患者肩下垫一软枕,使头部后仰,角度以30°为宜。

4.深呼吸和有效咳嗽、咳痰训练

对于部分高龄患者,术前指导患者进行深呼吸及有效咳嗽咳痰训练,以减少肺部感染等并发症的发生。

(四)术前准备

(1)预防术后伤口感染,术前3天对经鼻蝶入路垂体瘤切除的患者常规使用0.1%麻黄素滴鼻和0.25%的氯霉素眼药水,每天4次,每次2~3滴,滴药时,患者采取平卧仰头姿势,可使得药液充分进入到鼻腔。

(2)术前1天剪去鼻毛,切勿损伤鼻前庭皮肤或鼻腔黏膜,剪后用棉签清洁鼻腔,观察有无鼻腔疖肿、牙龈炎、口鼻疾病等,防止患者术后切口发生感染。

(3)吸烟患者术前禁烟,减少呼吸道分泌物。

(4)做好其他常规术前准备。

(五)饮食指导

结合快速康复的理念,已有研究提供了强有力的证据,证明术前2h禁饮和6h禁食固体食物不会导致并发症发生率的增加。此外,术前2~3h补充富含碳水化合物的液体,可缩短空腹时间,减少机体分解代谢反应,降低胰岛素抵抗,对氮平衡有积极影响,也可使患者术后胃肠道功能早日恢复,且对Ⅱ型糖尿病患者也是安全的。

术前无需营养支持,加强术前营养,多吃些易消化、高维生素、高蛋白及高热量的食物。术前晚22:00~02:00给予清淡、易消化饮食;术前6h禁食,2h禁饮。术前2h口服碳水化合物,第一台手术者于05:00~06:00口服完;第二台手术者于09:00~10:00口服完。

(六)术前用药

(1)高血压、糖尿病是垂体瘤的常见并发症,术前应合理使用降压、降糖药物,稳定患者的血压及血糖。

(2)术前30min予以静注短效激素,依照术后24h激素水平,决定激素补充量。

(3)术前30min静脉注射抗生素,以避免感染。

三、术中准备

(1)在患者上肢建立静脉通道,并积极配合麻醉师做好患者的全身麻醉;连接和检查各种手术仪器,并调试至最佳状态。

(2)术中嘱患者平卧,头略高,使显微镜与鞍内垂直相对;必要时,重要部位要给予保护垫,防止压疮发生;使用保护膜盖眼,避免损伤角膜。

(3)术中积极配合手术操作者,密切注意、观察患者的呼吸、心率及血压等各项生命体征指标变化。如果发现异常,及时告知手术操作者,配合临床医生做好处理和抢救。做好术后复苏工作,主要集中在患者神志、瞳孔、呼吸系统和肢体肌力恢复情况的监测。

四、手术后护理

(一)卧　位

在患者全麻未清醒期间,去枕平卧,将头偏向一侧,以保持呼吸的通畅。严密观察生命体征的变化和血氧饱和度；术后6h，待患者麻醉药效过后完全清醒时，可将床头调高15°～30°，以促进鼻腔内渗血和鼻腔分泌物的排出，降低颅内压，促进脑静脉回流，预防脑水肿，有效缓解术后颜面部肿胀症状。

(二)术后监测

颅内继发性血肿是颅内肿瘤术后最为严重的并发症，一般术后48h为发病的高峰期，需密切观察患者的意识、瞳孔、生命体征，术后持续心电监护，每2h测量1次成人早期预警评估。持续评估患者的神经系统症状、肢体活动及肌力的变化，关注患者主诉，有无头痛、恶心等，并做好详细准确的病情记录。一旦患者出现血压升高、脉压增加、脉搏变慢或节律不规则等症状，及时报告医生复查头颅CT，给予正确处理，警惕患者出现血肿或脑水肿。

做好以下3项术后并发症预见性护理监测：尿量和电解质情况；视力情况（有无出现视力模糊或者下降，视野缺损）；脑脊液漏情况。

(三)口鼻腔护理

叮嘱患者禁止使劲擤鼻涕、用力咳嗽。因为手术操作的原因，患者蝶窦受损，肿瘤向下方生长，导致鞍底出现破坏，用力咳嗽等会导致其颅内压力升高，引发脑脊液鼻漏情况或颅内感染情况发生。护理人员应及时协助清除呼吸道分泌物，鼓励患者通过口腔呼吸，随时吐出分泌物，必要时进行口腔吸痰，切记不要经鼻腔插管吸痰，以免影响伤口愈合。术后3～5d即可取出膨胀海绵条(图16-2),海绵一旦有污染,应该及时更换。张口呼吸会导致患者口腔黏膜干燥。嘴唇干裂者可用湿纱布覆盖口腔,用液状石蜡涂嘴唇,用生理盐水棉球做好口腔护理,2次/d;可以用漱口液漱口,保持清洁,以防止口腔感染;口腔黏膜干燥严重患者,采用细雾喷雾瓶根据患者感觉不定时向口腔内喷雾湿化口腔黏膜,提高患者舒适度。

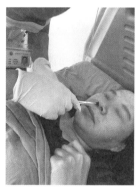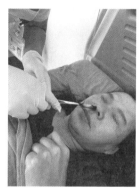

图16-2　术后取出膨胀海绵条

(四)疼痛护理

由于手术需要切除患者鼻中隔,可损伤蝶窦及鞍底硬膜,患者术后鼻腔又用膨胀海绵填塞压迫止血,且24h后伤口局部出现充血、水肿,再加上患者长时间张口呼吸,加剧了患者鼻额部的剧烈疼痛和口鼻的不适。

为患者取头高斜坡卧位,将冰袋放置在患者鼻部进行冰敷,可减轻患者鼻部肿胀及充血;分散患者注意力可使得疼痛得到缓解,增强疼痛的耐受性。教会患者疼痛工具的正确使用方法,根据疼痛程度遵医嘱服用止痛药。对疼痛敏感的患者,手术后使用PCA持续缓慢静脉给药,指导患者在疼痛时如何调节PCA。秋冬季天气干燥,病区还可以添置空气加湿器,保持病室内相对湿度达到60%~70%,提高患者吸入气体的湿度,减少鼻黏膜表面水分的蒸发,起到湿润作用,促进鼻腔创面愈合,减轻患者疼痛感。

(五)饮食护理

鼓励患者早期饮水、进食。若患者没有恶心、呕吐等消化道症状,术后6h可饮少量水,或进食温凉、清淡的流质。若患者进食后出现恶心、呕吐等,应暂停进食。术后第1天可进食面条、鸡蛋羹等,术后第2天患者可由半流质饮食逐渐过渡到正常饮食,多进食高热量、高蛋白、高维生素、低脂食物,避免辛辣刺激食物,促进机体早日恢复。采用分次、少量、小口饮水法缓解口干,避免一次大量饮水造成尿量增多,引起电解质紊乱,并注意保持大便通畅,必要时给予以通便药。

(六)早期康复锻炼

疼痛感的减轻是早下床活动的前提,在此前提下鼓励患者早期下床活动。术后当日逐渐实现从床上活动、床上坐立到床旁站立的过渡,活动目标为术后第1天下床步行50米,第2~3天下床活动时间>30min,2次/d。活动过程当中禁止低头动作以防止发生脑脊液漏。循序渐进,活动量以不感觉疲劳为宜,避免受凉感冒。

(七)并发症的护理

1.尿崩症

尿崩症为此类手术常见并发症,多为暂时症状,亦有永久性。一般易发生于术后1~4d。主要原因是术中牵拉损伤或刺激垂体柄和垂体后叶,导致抗利尿激素分泌释放减少。术后注意观察患者有无多饮及严重口渴感,注意皮肤弹性、颜色和潮湿度的改变。术后应严格记录24h液体出入量,注意监测电解质,防止发生电解质紊乱。低钠血症患者表现为全身虚弱、精神怠倦、表情淡漠,严重可发生肌肉阵挛,以至昏迷死亡;低钾血症表现为四肢无力、软瘫、腱反射减退或消失、心律失常、肠麻痹、恶心、呕吐等,严重者致心搏骤停或呼吸麻痹而死亡。对于低钾血症患、低钠血症患者,应鼓励患者多饮含钾、钠的饮料,如香蕉、橙子及鲜榨果汁,饮水宜慢,多食榨菜等食物;对于高钠血症患者,嘱其多饮白开水以排出钠离子。尿崩症患者应合理控制血糖,避免发生渗透压变化,导致尿量增加。

术后1~2d为尿液排放的高峰时段,应严密监测尿液变化,若尿量增加、颜色变浅,可视为尿崩前兆,需及时处理;若在无过多补液的情况下,24h尿量超过5~10L,或每小时尿量>200mL,尿比重<1.005,且尿色淡如清水,则提示有尿崩的发生,应遵医嘱使用抗利尿剂,可使用醋酸去氨加压素、垂体后叶素进行治疗,治疗的同时注意观察尿量,根据血清电解质和尿量的增减来调节用药剂量,疏导患者的心理,以缓解患者的心理压力。

2.脑脊液鼻漏

脑脊液鼻漏多为术中损伤蛛网膜、因肿瘤向下生长破坏鞍底,或用力咳嗽、屏气等引起颅内压增高使蝶窦破损所致,多发生在术后3~7d。术后全麻未清醒前,安置患者去枕平卧6h,头偏向健侧。术后平卧2~3d后,给予头部抬高15°~30°,以利于鼻腔鼻窦渗血及分泌物的渗出,降低脑膜切口张力,促进愈合,防止脑脊液鼻漏;且有利于颅内静脉回流,减轻脑水肿,降低颅内压及减轻面部肿胀。

鼻腔填塞物拔出后,应密切观察患者的鼻腔有无清亮液体流出或吞咽时有无液体咽下感,因脑脊液含有葡萄糖,可用尿糖试纸检测,如呈阳性则提示有脑脊液鼻漏。确诊后立即让患者绝对卧床,一般采取头高位15°~30°,卧向患侧,使脑组织借助重力作用关闭漏口,若抬高床头3~5d后鼻漏未停止并出现低颅压的症状,则采取去枕平卧位2~3周。告知患者不可擤鼻涕,不可用异物堵塞鼻腔或向鼻腔内滴入药液,不可用手抠鼻,避免一切可能增加颅内压的动作,如打喷嚏、用力咳嗽、用力排便、屏气等。注意保暖,预防感冒,并配合医生使用抗生素,预防颅内感染。3d后漏液没有明显减轻或停止的脑脊液鼻漏情况严重者,应根据病情行腰椎穿刺蛛网膜下腔置管持续体外引流(图16-3),促进漏口早日愈合。

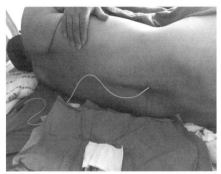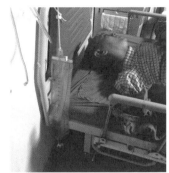

图16-3　腰椎穿刺蛛网膜下腔置管持续体外引流

3.视力障碍

视力障碍是于鞍区肿瘤压迫视交叉或术中牵拉所致。由于视神经和脑垂体距离比较近,一旦手术出现差错,都可能导致患者视力情况发生异常,比如暂时性视力下降。术后要对患者实施优质护理干预,观察患者的视力情况,调整不同距离,让患者数手指数,并记录结果。当患者出现视野障碍加重时,及时报告医生,做好评估,消除患者的紧张心理。为避免患者因视力低弱发生磕碰,应在患者视力情况比较好的一侧放置生活用品,以免患者碰撞受伤,让家属时刻陪伴左右,做好安全防护及患者的生活护理。

4.垂体功能低下

垂体瘤为内分泌系统的肿瘤,垂体前叶多发,随着肿瘤的增长,可将垂体挤向一旁,使之萎缩并向周围扩展。由于肿瘤处于重要的解剖位置,术中处理不当,术后替代治疗不充分,机体不适应激素的变化,容易出现垂体功能低下。常发生于术后3~5d。患者可出现精神萎靡、嗜睡、饮食差、头晕、恶心、呕吐、血压下降等症状。此时应先查血钾浓度,与低钾血症相鉴别。若血钾无异常,查催乳素、生长激素、ACTH、T_3、T_4、TSH,出现内分泌激素下降方可诊断垂体功能低下。根据激素水平来选用相应的药物替代治疗,甲状腺功能减退者口服甲状腺素片,肾上腺功能减退者使用氢化可的松,症状缓解后再根据检验结果调整激素的用量。

5. 中枢性高热

下丘脑损伤可引起中枢性体温调节异常,患者表现为躯干体表高热,呼吸、脉搏增快,白细胞计数不增加,使用一般退热剂效果不明显,高热持续时间与脑损害的程度呈正比,直接关系到患者的预后。术后应密切观察体温的变化,对中枢性高热患者尽快降温,可用物理降温措施,如温水擦浴、电子冰毯、冰帽头部降温等,降温过程中注意防止冻伤;高热患者机体代谢增高,口腔唾液分泌减少,易并发口腔溃疡,应做好口腔护理。

五、出院护理

(1)告知家属及患者术后观察视力的重要性,术后视力可能暂时较术前差,在排除出血因素以后,会慢慢恢复。

(2)保持鼻腔局部清洁及脑脊液流出畅通,即时擦洗漏出液,避免局部堵塞导致脑脊液逆流及局部细菌生长。

(3)预防颅内压增高。防止感冒,保持大便通畅,给予通便药物以避免便秘,不宜行屏气、擤鼻及咳嗽等增加颅内压的动作。

(4)指导患者观察尿量情况,按医嘱服用抗利尿药物。

(5)按时遵医嘱服药,尤其是激素类药,切忌自行停药。

(6)按时复查内分泌、血生化及脑CT或MRI,如有剧烈头痛、频繁呕吐、意识不清等,应及时就诊。

(7)避免感冒,3个月内禁止重体力劳动,注意规律生活,充足睡眠,保持心情愉悦,定时复诊。

(8)定期进行电话随访,掌握其是否出现并发症、伤口恢复情况和饮食情况等,详细解答患者提出的问题,并予以相应的应对措施。同时,通过开设微信聊天群或微信平台为患者提供健康咨询。

参考文献

[1]赖海燕,曾国艳,韦颖等.神经内镜下经鼻蝶垂体瘤切除术患者围术期加速康复护理研究现状[J].蛇志,2020,32(1):120-121.

[2]张静,张利萍.围手术期舒适护理在神经内镜下单鼻孔经鼻蝶入路垂体瘤切除术中的应用[J].实用临床护理学电子杂志,2020,5(8):97-99.

[3]黄秋鸣,于凤媛.集束化护理在经鼻蝶入路垂体瘤切除术患者中的应用分析[J].中国现代药物应用,2019,13(20):117-118.

[4]沈蓓,陶孝云,万美萍.神经内窥镜下经鼻蝶垂体瘤切除术的

护理配合[J].护理实践与研究,2019,16(20):128-129.

[5]张晓彪.《内镜经鼻蝶入路手术治疗不同Knosp分级垂体瘤的疗效分析》《经鼻蝶入路神经内镜下垂体瘤切除术的疗效研究》点评[J].临床神经外科杂志,2019,16(2):139-140.

[6]李冬,韩萍.ERAS理念在经鼻蝶入路垂体瘤切除术患者围术期护理中的应用[J].齐鲁护理杂志,2019,25(6):18-20.

[7]倪健,吉莉,钱晓英,等.经鼻蝶窦入路垂体瘤切除术后并发颅内感染相关因素分析[J].中华医院感染学杂志,2018,28(12):1849-1851.

[8]刘小海,代从新,王任直.2018年欧洲内分泌协会难治性垂体腺瘤和垂体腺癌诊治指南[J].中华医学杂志,2018,98(20):1561-1564.

（陈吉晨）

案例十七·—|宫颈癌围手术期护理

患者霍某,女,61岁,妇科超声提示:盆腔子宫后方偏右侧内大小约104mm×67mm×91mm液稠无回声,内层多房分隔,局部囊壁增厚,呈等回声突起,血流信号不明显,盆腔巨大囊性占位右卵巢来源。TCT提示:(宫颈)高级别鳞状上皮内瘤病变。HPV提示:HPV 52(+),拟"宫颈病变"收入院。

既往史:患有小儿麻痹症,否认其他疾病和过敏史。

个人史:否认不洁生活史。

患者完善术前各项检查和相关宣教,在全麻下行经腹宫颈癌根治术(广泛子宫切除＋双侧附件切除＋盆腔淋巴结清扫术)。术后诊断:宫颈恶性肿瘤;右卵巢黏液性囊腺瘤。术后遵医嘱予以Ⅰ级护理,禁食、吸氧2L/min、心电监护,并给予抗炎、止血、补液治疗。患者术后去枕平卧位6h,神志清,PCA 5mL/h止痛。患者切口钝痛,切口敷料干燥,腹带包扎;带回右颈内静脉置管,深度为13cm;留置导尿通畅,尿色清;腹腔引流管及皮下引流管各1根,接负压球,引流出少量血性液体;无阴道出血。双下肢穿弹力袜,活动好,皮肤完整,足背动脉搏动存在。自诉切口持续钝痛,

NRS评分为3分,根据Barthe1评分,确定患者自理能力为重度依赖,DVT评分为13分,已汇报医生。

一、定 义

宫颈癌又称子宫颈癌,系指发生在宫颈外口的原始鳞-柱交接处与生理性鳞-柱交接部所形成的移行带区的恶性肿瘤。宫颈癌发病率排女性恶性肿瘤的第2位,生殖道恶性肿瘤的首位。

二、辅助检查

(一)检 查

(1)宫颈刮片细胞学检查是宫颈癌筛查的主要方法。

(2)宫颈碘试验(不着色区为高危区)。

(3)阴道镜检查。

(4)宫颈和宫颈管活组织检查是确诊宫颈癌及宫颈癌前病变的最可靠依据。

(二)三阶梯诊疗程序筛查宫颈癌

癌前病变技术道"金标准":宫颈细胞学→阴道镜→组织病理学。

三、手术方式与麻醉方式

手术方式包括腹腔镜手术、开腹手术。麻醉方式为全麻。

四、处理原则

（1）手术（根治性子宫切除术及盆腔淋巴结切除术）治疗：适用于Ⅰa～Ⅱb期宫颈癌患者。

（2）放射治疗：适用于各期宫颈癌患者。

（3）手术及放射综合疗法：适用于Ⅱb～Ⅳ期全身状况差不能手术者。

（4）化疗药物治疗：主要用于晚期或复发转移者。

五、术前护理措施

（一）心理护理

护理人员应稳定患者情绪，多关心患者，多与其交谈，积极运用沟通技巧拉近彼此间的距离，取得患者的信任，缓解其紧张、恐惧的心理。耐心与患者讨论各种诊疗方案，告知患者疾病的相关知识、手术的必要性和安全性，解除患者的疑虑，使其能够采取积极的态度接受并配合整疗过程，指导患者完善各项术前检查。观察患者的生命体征是否正常，对于老年患者，应训练其进行术后翻身、活动、有效咳嗽等。

（二）阴道准备

术前3d开始，每天用碘伏进行阴道擦洗，每天1次，如果患者阴道分泌物过多，可每日2次。每晚入睡时予以硝呋太塞入阴道，预防感染。

(三)饮食护理

饮食护理的目的是使患者拥有良好的身体素质,以满足整个手术期的营养代谢需要,患者应以高热量、高蛋白质饮食为主。术前3天开始进半流质饮食,术前1天开始进流质,尽可能地降低患者胃肠道负担,促进患者手术后肠蠕动的恢复。

(四)胃肠道准备

当天下午口服缓泻剂,要保证患者排便3次以上,直到排出水样便为止。如患者排便未干净,根据情况,在手术前1天晚上和术晨行灌肠。晚上8点后禁食,10点后禁饮。

(五)皮肤准备

术前进行皮肤准备,腹部手术备皮范围为上至剑突下,两侧至腋中线,下至阴部和大腿上1/3处。若经腹腔镜手术,要特别注意脐部的清洁,先用棉签蘸取液状石蜡油湿润脐孔,3~5min后用干棉签将脐孔污垢擦净,再用清水清洗干净并擦干。

(六)睡眠障碍准备

因担心第2天手术情况,难以入睡的患者,可给予口服镇静安眠类药物改善睡眠。

(七)手术日准备

根据手术方式执行术前准备,如阴道擦洗、留置导尿。指导患者取下义齿、首饰及贵重物品交给家属保管;并再次核对患者床号、姓名、腕带,准备好病历、腹带、负压球等必须用品带至手术室,双下肢穿着弹力袜。

六、术后护理

(一)体 位

患者回病房后,根据手术情况按全麻术后护理常规,观察神志、意识变化,保持呼吸道通畅,防止误吸。

(二)床头交接

向麻醉师了解术中情况,并测量患者的生命体征,检查静脉输液、各引流管道是否通畅;观察腹部切口有无渗血,阴道有无出血;观察患者的尿色和镇痛方式等,并记录于护理记录单上。

(三)生命体征监测

严密监测患者生命体征的变化,持续心电监护,每30min观察生命体征1次并记录,血压平稳者连续测量4次后改为每2h测量1次,发现异常,及时通知医师,立即采取相应措施。术后连续3d,每天测量生命体征3次,3d均正常者,可改为每天1次。

(四)引流管护理

1.深静脉置管

常规予以右颈内静脉置管,其具有留置时间长、输液速度与量随机可控、患者痛苦少等优点。每次输液前后应检查穿刺部位有无红、肿、热、痛、炎性分泌物等,敷贴固定牢固,如有渗液、渗血或者敷贴翘起,应及时更换。

2.留置导尿

初期禁忌夹闭尿管,拔管前3d训练膀胱功能,每2h1次。一般拔管时间为术后14d以上,特殊情况时,可根据手术切除范围适当延长尿管留置时间。置管期间,进行会阴护理2次/d,每周更换尿袋2次,防止尿路感染。

3.腹腔引流管

腹腔置管接负压引流球,密切观察引流液的颜色、量、性质,定期检查引流管是否通畅,保持管道顺畅,无扭曲或压迫,一次性负压吸引器需低于切口位置(图17-1)。如果引流管内液柱无流动,则表示有管腔堵塞,如果挤压效果不明显,则需要使用生理盐水进行冲洗。一般术后1周左右拔除腹腔引流管。

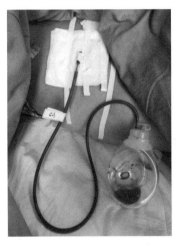

图17-1　腹腔引流管,接负压引流球

4.皮下引流管

放置皮下引流管的具体操作方法:术后间断缝合切口皮下脂

肪层,于皮下深层和前鞘之间放置一次性引流管(图17-2),并依据切口长度修剪一个椭圆形侧孔,随后收紧缝线缝合患者的皮肤。保留引流管两端缝线的一侧,预防引流管被牵拉。术后3～4d内,观察患者切口处有无明显红、肿的情况,根据患者引流量的多少选择拔管时间,如果引流量逐渐减少至10mL以内,切口愈合良好方可拔除管道;如果引流量过多,应适当延长放置时间,在术后1周左右再拔除引流管。

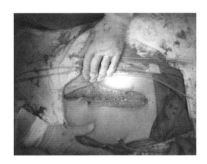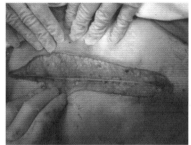
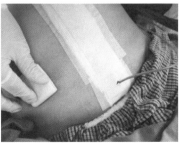

图17-2　皮下引流管放置

(五)切口疼痛

宫颈癌术后切口疼痛是普遍现象,疼痛通常在术后第2天开始逐渐缓解。由于每个人对疼痛的敏感性不同,疼痛的程度因人而异。通常有2种方法可以减轻伤口疼痛。一种是由麻醉师经PCA注射止痛药,药物以5mL/h的速度进入静脉,可持续、平稳地减轻疼痛,但有些患者用PCA止痛有较明显的头晕、恶心等不适。另一种是在疼痛剧烈时注射止痛药,该方法止痛效果好,但持续时间短,通常可维持2~4h,如曲马多肌肉注射、氟比洛芬酯静脉滴注。由于术后使用止痛药的患者都有不同程度的抑制胃肠运动的不良反应,如非必要,应尽量少用。

(六)咳嗽咳痰

宫颈癌患者手术采用全身麻醉时,需进行气管内插管,术后喉部不适、痰液较多,为预防呼吸道感染,痰液要及时咳出。术后进行雾化吸入可使痰液稀薄,易于咳出;为减轻咳嗽时腹压过大牵拉伤口引起的疼痛,咳嗽时可用双手或枕头按压腹部。

(七)发热护理

机体对手术创伤的反应,术后患者体温都有不同程度的升高,一般不超过38℃,称为手术热。如果体温超过38℃,要考虑其他原因引起的发热。发热时注意不要盖太多被褥,妨碍散热,如患者已进食,嘱其多饮水,补充因发热丢失的水分,还可冰敷体表的一些部位,或用温水、酒精擦浴进行物理降温,必要时使用退热药物。

(八)胃肠道功能的恢复

大多数患者术后2~3d开始肛门排气,这表明肠道的功能开始恢复。如肠道蠕动恢复慢,则有发生肠粘连、肠梗阻的风险,严重者需再次手术解除肠梗阻。早期下床活动可促进肠蠕动的恢复。如无特殊情况,术后第2天可遵医嘱开始进食少量流质饮食,逐步过渡到半流质饮食、软食或者普食,应少量多餐。如无合并特殊疾病,宜进食高蛋白质、高能量和高维生素的营养丰富的食物,同时多进食新鲜蔬菜及水果,以增进胃肠蠕动,保持大便通畅。老年患者肠蠕动恢复慢,应适当延长吃流质、半流质食物的时间,以利于消化。

(九)术后活动

术后早期活动有助于肛门排气,有利于气管内分泌物的排出,还可促进血液循环,防止静脉血栓。协助患者翻身,麻醉后每2h更换体位,嘱患者深呼吸,定时间断压迫患者的下肢,注意观察双侧腹股沟有无淋巴结肿大。指导患者进行床上肢体活动,脚背伸30°和趾屈50°,各维持10s,并做360°环绕动作,此为1组,每组至少5min,每日至少5组。同时,需要检查患者腓肠肌是否存在压痛,观察下肢是否存在疼痛与肿胀感。术后第1天患者可改半卧位、半坐卧位;待情况稳定后,可在护理人员或家属协助下下床站立及行走。有的患者因害怕活动引起腹部伤口疼痛而多日卧床不动,反而会导致恢复缓慢,且并发症的发生率增加。

七、术后并发症的观察及护理

(一)肠梗阻

1.肠梗阻的原因

肠梗阻是腹部手术患者术后常见的一种并发症,主要是患者手术所带来的创伤、腹腔内炎症以及空虚的盆腔导致小肠与盆底粘连所致。

2.肠梗阻的护理

(1)遵医嘱禁食、禁饮直至肛门排气,禁食期间易发生水电解质紊乱,注意保持水、电解质平衡。

(2)予以胃肠减压,保持引流管通畅,观察胃液的颜色、性质、量,做好记录。

(3)密切观察患者的生命体征及腹痛、腹胀、呕吐等腹部体征,有无排气排便现象,警惕绞窄性肠梗阻或肠穿孔发生。

(二)肺部并发症

1.肺部并发症的原因

术中麻药使术后支气管分泌物增多,且术后卧床时间长,肺通气量减少,呼吸道分泌物不能及时排出,导致肺不张和坠积性肺炎。

2.肺部并发症的护理

(1)观察体温变化,复查血常规、C反应蛋白等。

(2)予以吸氧,监测患者血氧饱和度,改善患者缺氧状态,给予雾化吸入,每天2次;必要时静脉滴注化痰治疗。

(3)鼓励患者下床活动,指导做深呼吸、有效咳嗽,以清除分泌物。

(4)遵医嘱正确、及时使用抗生素。

(三)静脉血栓

1.静脉血栓的原因

妇科盆腔手术带来的静脉血管壁损伤、血流停滞或缓慢以及血液高凝状态是深静脉血栓发生的重要原因。

2.静脉血栓的护理

(1)嘱患者绝对卧床休息,将患肢抬高30°并制动,以促进静脉回流,减轻疼痛、水肿。不可以进行冷热敷,禁止患肢挤压、按摩,以防血栓脱落;患肢应高于心脏。避免用力排便和咳嗽。

(2)遵医嘱给予低分子肝素4000U皮下注射,2次/d,用药后严密观察患者全身有无出血点、牙龈出血以及注射部位、手术切口的出血情况,每周复查凝血酶原时间2次。

(3)每班测量患肢及另一侧肢体的周径大小,观察肿胀程度、皮温及足背动脉搏动的变化情况,并准确及时记录。

(4)预防肺栓塞的发生。静脉血栓形成早期,血栓与静脉壁黏附不紧,易脱落阻塞肺动脉造成肺栓塞。如患者出现突发性呼吸困难、胸痛、心悸、咳嗽、咯血等症状,警惕肺栓塞的可能,应立即报告医生,协助及时处理。

（四）吻合口瘘

1.吻合口瘘的原因

吻合口瘘是盆腔廓清术后严重的并发症之一。主要与年龄、BMI、肿瘤位置、肠梗阻、贫血、低蛋白血症等因素相关，年龄越大、吻合口的位置越低，发生瘘的风险越高，也可继发于感染。

2.吻合口瘘的护理

（1）给予禁食、抗感染、纠正低蛋白血症和水、电解质紊乱，维持酸碱平衡。

（2）做好皮肤护理工作，每班做好交接，观察皮肤情况，定时给予37～39℃温开水冲洗阴道、会阴部分泌物及排泄物，使用柔软的面纸擦干。给予3M保护膜进行喷洒，使之在皮肤表面形成保护膜，以保护会阴部皮肤，避免粪便、尿液、血液对局部皮肤的刺激。

（3）应用生长抑素，生长抑素可抑制消化系统的分泌，同时抑制胃肠道的蠕动，减少内脏及静脉的血流，可有效调节水、电解质的平衡，改善患者的胃肠功能。

（4）鼓励家属和亲友表达对患者的关爱，增强患者治疗护理的自主性，避免增加负担；病房定时通风换气，及时给予会阴区皮肤护理，勤患尿垫，避免异味对其他住院患者产生影响，维护患者的自尊。

（五）尿潴留

尿潴留是指术后仍不能自行排尿且残余尿量≥100mL。主要临床表现为残余尿增加,膀胱内残余尿量>100mL,排尿时尿流不畅。

1.尿潴留的原因

(1)手术引起膀胱处神经损伤。

(2)手术切除范围扩大,使膀胱失去支撑而导致后屈,促使尿液积聚于膀胱不易排出,最终形成尿潴留现象。

(3)长期留置导尿,膀胱内没有一定尿液充盈,可造成膀胱麻痹;阴道切除的范围亦间接地损伤膀胱的功能。

(4)患者术后不习惯床上排尿,精神焦虑、紧张,麻醉抑制排尿反射,术中膀胱牵拉过度而引起机能受损等因素,均可导致尿潴留。

(5)尿道感染加重尿潴留,尿潴留本身也可引起尿道感染,两者形成恶性循环,造成严重的膀胱功能障碍。

2.尿潴留的护理

(1)心理护理:与患者进行有效的沟通和交流,详细地讲解尿潴留相关知识,树立战胜疾病的信心,密切配合医护人员进行治疗。在生活中,护理人员应经常关心和帮助患者,与其建立起良好的互换关系,取得患者的信任,发现问题及时处理。应根据患者年龄、个人修养、教育程度、家庭背景等,做好心理疏导。

(2)诱导排尿:诱导法指在一定声音等反射基础上促使患者产生尿意而强化排尿。热疗法是指在热水袋的热刺激作用下促使腹肌收缩,从而产生排尿意识。新斯的明可有效刺激膀胱平滑肌,促使其兴奋收缩,因而可注射新斯的明来缓解尿潴留的症状。

(3)腹肌、盆底肌功能锻炼:不进行锻炼肌肉将萎缩80%,进行锻炼可恢复64%。说明腹肌、盆底肌的功能锻炼在排尿过程中起着不可忽略的作用。

具体方法:①选择一个舒适的体位,可以躺在地板上或坐在椅子上,但要确保臀部和腹部肌肉放松。如果是躺在地板上,患者应该平放双臂在身体两侧,双膝微屈并拢,头部平躺,避免拉伤脖子。②做收紧肛门和阴道的动作,每次收缩时间为5～10s(如果不适应,一开始可以只收缩2～3s,避免肌肉的疲劳和损伤,随着训练时间的增肌,慢慢增加,每次收缩盆底肌的时间为10s),呼气时放松10s,如此反复10次为一组,一天练习3～4组。

(4)针灸护理:相应的取穴包括肾俞、膀胱俞、秩边、昆仑等,在针刺时选择30号毫针,进针1寸,留针30min,留针期间每隔10min行针1次,起针后艾灸30min,相应的穴位为三阴交、中极、关元、气海、曲骨等,每天1次,持续5d,可取得很好的效果。

(六)泌尿系感染

1.泌尿系统感染的原因

术中膀胱剥离面过大,血液循环减少,术后留置导尿管,患者卧床时间长,大量沉淀物聚集膀胱后壁最底处,易造成感染。

2.泌尿系统感染的护理

(1)嘱患者多饮水,每日2000mL以上,达到冲洗尿道的目的。

(2)保持导尿管通畅,外阴清洁,导尿管不能高于耻骨联合;

及时更换尿袋,观察体温,遵医嘱做尿培养及药物敏感实验。

(3)若导尿管内出现残渣,按照医嘱用1:5000的呋喃西林溶液冲洗膀胱。此外,需要强化会阴部的护理,通过1:2000新苯扎氯铵液对会阴进行冲洗,2次/d,防止逆行感染的发生。

(七)盆腔淋巴囊肿

1.盆腔淋巴囊肿的原因

由于盆腔淋巴清扫后留下很大的创面和没有结扎的淋巴管,术后淋巴液、组织液和渗血淤积在腔隙内形成淋巴囊肿。一般发生于术后7~10d,表现为腹股沟有软包块、下腹不适感、下肢水肿及腰腿疼痛。

2.盆腔淋巴囊肿的护理

(1)早期行双下肢按摩并交替抬高肢体以促进淋巴回流;术后6h取半坐卧位,促进盆腔引流;观察引流液的性质、量、颜色,维持引流管引流通畅,避免发生弯曲、压折等现象。

(2)观察双下肢是否存在疼痛、肿胀等异常情况;抬高患侧肢体,促进淋巴回流,局部可用大黄或芒硝热敷。

(3)给予抗感染治疗,体温过高者给予对症处理。

(4)部分囊肿较大者需及时切开引流,做好引流后的伤口护理。

(八)阴道残端大出血

1.阴道残端大出血的原因

阴道残端大出血与术中止血不彻底、术后继发感染有关,主要发生在术后1周内。

2.阴道残端大出血的护理

观察伤口敷料有无渗血、渗液,并准确判断出血量;观察术后阴道引流管内引流液的量、性质、颜色;术后在切口处加盐袋止血,并在术后8天取下盐袋。

(九)会阴水肿

1.会阴水肿的原因

盆腔淋巴结清扫术后,淋巴回流障碍,引起会阴或者腹股沟处水肿。

2.会阴水肿的护理

用大黄和芒硝以1:2的比例装在棉布袋子里,置于双侧腹股沟处。每次敷1~2h,一天敷2次。袋子变湿润了可倒出里面的大黄、芒硝放在报纸上阴凉处晾干。重复使用3~4次再丢弃。

(十)伤口感染

1.伤口感染表现

伤口红、肿、痛,局部皮肤温度有升高,触摸有少许波动感,伤口敷料出现脓性黄色分泌物。

2.伤口感染的护理

(1)严密观察腹部伤口渗液情况,关注患者体温、脉搏、白细胞计数的变化,记录伤口有无异味以及分泌物的颜色、性质,发现异常及时通知医生处理。

(2)调整抗生素,加强抗炎治疗;给予静脉营养支持治疗,人血白蛋白静脉滴注,提高患者的免疫能力。

(十一)腹腔出血

1.预防腹腔出血

监测患者的生命体征,特别是血压的变化;固定好引流管的位置,仔细观察引流液的量及颜色。

2.腹腔出血的护理

如果患者出现烦躁、面色苍白、心率加快、血压下降、伤口敷料渗血增加、色泽鲜红、腹腔引流液为持续鲜红色、每小时引流液≥100mL,要考虑有腹腔内出血的可能,立即汇报医生,同时迅速开放有效静脉通路,遵医嘱使用止血剂;同时检查血常规、出凝血时间等,必要时剖腹探查。

(十二)切口愈合不良

术后需每天检查敷料是否出现渗血、渗液和潮湿的现象,若患者切口愈合不良(图17-3),还需要检测血常规和体温变化。患者采用半卧位最为适宜,同时叮嘱患者为了避免切口牵拉,咳嗽时需要将切口按压住;将腹带系紧,使切口的张力变小,以利于伤口愈合。换药时严格执行无菌操作,若切口出现愈合不良,需用红外线烤灯照烤,1~2次/d,促进局部血液循环,加速愈合。

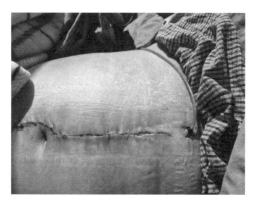

图 17-3　术后切口愈合不良

八、健康教育 》》

普及防癌知识,开展性卫生教育,提倡晚婚,推迟性生活的开始年龄,避免不洁性生活,均可降低宫颈癌的发生风险。

(1)有性生活史的女性应定期开展宫颈癌的普查普治,每年至少1次,做到早期发现和诊治,可有效防止宫颈癌的发生。

(2)教育患者养成良好的卫生习惯,积极治疗宫颈糜烂、宫颈上皮内瘤样病变,以宫颈癌的发生。

(3)男方有包茎或包皮过长者,应注意局部清洗,最好做包皮环切术,这样不仅能降低妻子患子宫颈癌的风险,也能预防自身阴茎癌的发生。

(4)术后患者应注意营养和休息。循序渐进地进行活动,劳逸结合,避免重体力劳动和盆浴3个月,以高蛋白、高热量、高维生素、清淡易消化饮食为主。

(5)术后要注意保持会阴部清洁,勤换内衣裤,防止感染。

(6)术后性生活应根据复查后阴道残端愈合情况而定。

(7)出院后要定期随访,术后的前2年,每3个月复查1次;3～5年内每半年复查1次,第6年开始每年复查1次。

参考文献

[1]陶岚,郑振江,宁宁.皮下放置负压引流管对预防肥胖患者腹部手术后切口脂肪液化的疗效观察[J].华西医学,2015,30(10):1823-1825.

[2]张荣,余敏敏,王永臻,等.妇科术后深静脉血栓的预防及治疗[J].中华全科医学,2018,16(12):2003-2005.

[3]谢亚运,张言言,臧佳,等.直肠癌术后吻合口漏的风险因素评估[J].中华结直肠疾病电子杂志,2019,8(5):38-41.

[4]陈慈玉,黄勤兰,徐祝丽,等.3M皮肤保护膜联合造口粉预防大便失禁相关性皮炎的效果观察[J].现代临床护理,2015,14(5):51-53.

[5]陈东方,王新妹.奥曲肽治疗肠梗阻的有效性及安全性分析[J].中国现代医生,2018,56(17):92-94.

[6]叶密贤,彭进敏,黄雪梅.诱导排尿联合心理护理治疗术后患者尿潴留护理体会[J].中国医药科学,2019,9(2):140-142.

[7]周芳,韦秀表,曾柳燕,等.食盐敷脐联合热疗法解除外科术后

尿潴留的临床观察[J].右江医学,2017,45(2):157-159.

[8]周小燕.Crede手法在宫颈癌根治术后尿动力学异常患者护理中的应用[J].中国实用护理杂志,2012,28(32):34-36.

[9]何志坚,蔡小梅,杨嘉丽.风险因子预处理法在宫颈癌根治术患者并发症预防中的应用分析[J].全科护理,2016,14(21):2232-2234.

[10]张守红.对在腹腔镜下行宫颈癌根治术的患者进行保温护理的效果分[J].中国保健营养,2016,26(13):227-228.

（唐燕燕）

案例十八 — 去骨瓣减压颅内压探头置入术围手术期护理

患者李某,男,58岁,车祸致意识障碍1h。急诊CT示:右侧枕叶脑挫裂伤伴血肿,右额颞叶少许血肿,蛛网膜下腔出血。为求进一步治疗,急诊拟"脑出血"收住入ICU。入院时,患者神志清,格拉斯哥昏迷指数(Glasgow coma scale,GCS)评分为14分,双侧瞳孔3.5mm,对光反应灵敏,头部胀痛,NRS评分为4分。

既往史:患者既往身体健康,否认"高血压""肾病"及其他心脑血管、内分泌系统等重要脏器重要疾病史,否认"肝炎""结核病"等传染病史,否认手术史,否认输血史,否认食物及药物过敏史,否认中毒史,预防接种史不详。

个人史:有吸烟史20年,每日20支,未戒。有饮酒史20年,每日半斤,未戒。

入院后,患者诉头部胀痛较前加重,入室后4h患者意识由清醒转变为烦躁不安、浅昏迷,GCS评分为8分,双侧瞳孔2mm,对光反应灵敏。复查CT提示出血面积较前进展。完善各项术前检查及相关宣教,在全麻下行急诊"颅内多发血肿清除+去骨瓣膜减压+颅内压传感器置入术"。手术历时7h,术后安返ICU。入科时患者全麻未醒,头部敷料干燥,带入经口气管插管,右硬膜外

291

引流管1根；右脑室引流管1根，接颅内压监测仪，流速为10mL/h；左桡动脉置管，留置导尿通畅，尿色清。入科即予以心电监护，呼吸机辅助呼吸，持续有创血压监测，持续颅内压监测，密切观察意识、瞳孔变化，并予以抗感染、止血、预防癫痫、护胃、营养神经、化痰等对症支持治疗。重症监护室疼痛观察评分（critical care pain observation tool，COPT）评分为0分，Barthel评分为重度依赖，DVT评分为14分，已汇报医生。术后诊断：重型颅脑损伤、多发颅骨骨折、右侧额颞顶枕叶多发脑挫裂伤并多发脑内血肿、右侧额颞部硬膜下血肿、蛛网膜下腔出血、颅底骨折、头皮挫伤并头皮血肿。

一、定　义

重症颅脑外伤是神经外科较为常见的一种急危重症，其主要发病原因为机体遭受外部暴力而致颅脑出现软组织损伤、脑损伤以及颅骨损伤等症状，常伴有蛛网膜下腔出血和颅内血肿等，可导致颅内压升高，严重者可导致脑疝发生。若经非手术治疗无效或病情恶化出现脑疝征象时，需及时手术去除颅内压增高的原因，解除脑组织受压。

二、手术方式与麻醉方式

手术方式包括脑挫裂伤灶清除、血肿清除术、去骨瓣减压术、脑室外引流术。麻醉方式为全麻。

三、手术前护理

(一)心理调适

对于清醒患者,应做好解释工作,以消除其恐惧及顾虑,使之配合治疗。

(二)严密监测病情变化

动态病情观察是鉴别原发性与继发性脑损伤的主要手段,应每15~30min观察记录1次。监测内容包括意识、瞳孔、生命体征、神经系统体征,其中意识观察最为重要。

患者的意识状态及程度变化是判断颅脑损伤程度及颅内压升高与否的重要指征之一。患者意识逐渐恢复是病情好转的标志,出现进行性意识障碍,说明存在进行性脑受压,提示颅内血肿继续增大或脑水肿加重,应立即报告医生及早处理。

严密监测患者生命体征的变化,测量时先测呼吸,再测脉搏血压,最后观察意识,避免患者躁动影响准确性。如出现呼吸深慢、脉搏缓慢、血压升高,多提示颅内压升高,是脑疝的早期表现。

密切观察瞳孔的变化,瞳孔改变是颅脑损伤患者病情变化的重要指征。如瞳孔时大时小,双侧交替变化,对光反射消失,伴有眼球歪斜,则提示中脑受损;若双侧瞳孔极度缩小,对光反射消失,伴有中枢性高热,则提示脑桥损伤;若双侧瞳孔散大,光反射消失,眼球固定,则提示脑干损伤;若双侧瞳孔大小不等,则提示颅内血肿,应积极做好术前准备。

注意观察患者肢体活动情况,有无自主运动,活动是否对称;观察肢体有无瘫痪及瘫痪程度,是伤后立即瘫痪还是原发性瘫痪加重;如果患者同时伴有意识障碍加重,多为继发性脑损伤。原发性脑损伤引起的偏瘫,在受伤时即出现,不会继续加重。继发性脑损伤引起的偏瘫则在伤后逐渐出现。若同时还有意识障碍进行性加重表现,则考虑为小脑幕切迹疝。

(三)术前常规准备

遵医嘱完善各项术前检查及治疗。

(1)协助 X 线片或 CT 等影像检查。

(2)按医嘱补液、输血、纠正休克,并备足术中输血量。

(3)做好各项必要的生化检查。

(4)留置胃管,行胃肠减压,避免昏迷患者胃内容物过多造成的误吸。

(5)留置导尿管。

(6)备皮。应剃光全部头发,并擦净患者头面部血迹及其他污物。

(7)按医嘱应用术前药物,做好药物过敏试验。

(8)颅内压增高的患者,尤其是已发生小脑幕疝者,需加强脱水治疗,并给予中、高流量氧气吸入。

(9)昏迷患者送手术室前,应将口腔、呼吸道分泌物吸净,以防送手术室过程中,分泌物阻塞呼吸道引起窒息;对于呼吸不稳定患者应先行气管插管后再转运。

四、手术中护理

(一)术前各类物品准备

(1)手术间准备:颅脑手术使用仪器设备较多,要选择较大的手术间,布局好各种仪器设备的现场位置。

(2)仪器准备:电动或气动自动开颅钻、铣刀,单双极电凝器,显微镜,颅内压监测仪,心电监护仪,除颤器,麻醉机。

(3)敷料包与器械准备:常规开颅血肿清除敷料包与器械包,显微器械。

(4)特殊物品:深静脉穿刺包,气管切开包,全麻所需用品,必要时备血。依据手术方式及术中需求备相应医疗物品耗材。

(5)术中用药准备:平衡盐,甲硝唑溶液,生理盐水、20%甘露醇、5%碳酸氢钠、3%双氧水、林格氏液、地塞米松、布比卡因、氟美松、利尿剂及抢救药品。

(二)患者准备

(1)手术护士需迅速全面掌握患者情况,了解患者受伤原因,注意有无复合伤,认真仔细观察瞳孔、意识、血压、脉搏及呼吸,入手术室后即给予心电监护。

(2)患者由平车搬到手术台上时,应由四人平稳抬起,保护好头部与颈部,防止头颈扭曲,如颅脑损伤伴有身体其他部位损伤,摆放手术体位时,应注意保护患处,防止再损伤。

(3)保持患者呼吸道通畅。重型颅脑损伤患者昏迷时,咳嗽及吞咽反射减弱或消失,气管内分泌物增多,频繁呕吐或颅底骨折致口腔鼻咽部存在活动出血,易造成气道不畅,因此需着重观察呼吸频率及幅度,及时吸除气管内呕吐物,血性分泌物,以保持呼吸道通畅。

(4)静脉通道是抢救患者生命的重要途径,应快速建立2~3条静脉通道,以保证手术补充液体、脱水、输血、止血、升压、降压、麻醉等药物输入。

(5)根据血肿的部位选择适当的手术体位,常选用的体位有卧位和侧卧位。卧位适合于额叶、颞叶及前顶部血肿的患者。手术侧肩部稍垫高,并垫一头圈使头部稍抬高;也可用多功能头架固定头部,注意避免头颈部过伸或过屈,防止扭曲和压迫气管及颈动脉。侧卧位适合于枕部血肿的患者。为防止侧卧腋窝神经、血管受压,应在腋下垫一软枕。

(6)颅脑损伤手术因操作精细需要的手术时间普遍较长,长时间的手术体位容易增加患者压疮风险。术前落实压力性损伤预防措施,体位摆放轻柔,避免对着力点和固定点的压迫,术中注意保暖。

(三)术中护士要求

(1)洗手护士应熟悉手术程序,术中配合积极主动。颅脑损伤的患者常伴有头面部挫裂伤,清除创伤部位的污浊,是保证手术切口无菌的关键,巡回护士应配合医生彻底地清洗伤口,防止手术切口感染。术中止血,解剖分离组织,清除血肿、积液及破损的脑组织都需要强有力的吸引器,术中注意保持吸引管通畅和有效吸引。

(2)密切观察患者生命体征和血氧饱和度变化,如出现血压波动大或持续升高,脉搏、呼吸持续减慢,应警惕颅内出血或脑疝的形成。根据病情变化及时调整药物及输液速度,密切观察尿的颜色、量,为治疗提供依据。

(3)手术结束后,巡回护士与麻醉师共同送患者至病区,并与病区护士进行交接。

五、手术后护理

(一)术后呼吸系统的一般监护及处置

1.保持呼吸道通畅

术后患者回到 ICU 病房,在意识清醒的情况下,将床头抬高 $15°\sim20°$,肩背后放置软垫,使颈部伸展,保持气管伸直、通畅。

2.呼吸系统监测指标

(1)呼吸状态:包括呼吸的频率、幅度和节律及呼吸道是否通畅。若发生上呼吸道阻塞,可出现"三凹征"和鼻翼扇动;若发生下呼吸道阻塞,则可导致呼气时间延长,可听到哮鸣音。

(2)血氧饱和度监测:SaO_2 应保持在 $95\%\sim100\%$。若 $SaO_2<95\%$ 时,则提示有低氧血症;若 $SaO_2<90\%$,则表示有严重低氧血症。

(3)血气分析:主要用于评估肺泡的弥散性、肺的通气/血流灌注比及酸碱平衡。指标包括血浆 pH、PaO_2、$PaCO_2$、BB、BE 及渗透压和电解质等。$PaCO_2$ 直接反映肺泡通气状态,正常值为 $35\sim45mmHg$。$PaCO_2<30mmHg$ 为过度通气;$PaCO_2>45mmHg$ 为二氧化碳潴留,说明肺通气功能不良,须及时处理。在 ICU 的患者,常规每日测1次,重症者每4h测1次。

(二)循环系统的管理

术后患者需要维持正常的脑灌注压,以保证足够的脑血流量。脑灌注压等于平均动脉压减去颅内压。因此,需采用持续有创血压监测仪密切监测血压。如患者血压过低,则应积极寻找原因,及时纠正补充。如为术后高血压,则应检查是否为颅内压增高引起的库欣反应;要认识到原发性高血压患者对手术和麻醉的反应;有无二氧化碳蓄积、尿潴留、疼痛、烦躁等引起的高血压。对于有高血压病的患者,应了解患者的基础血压,血压维持在收缩压 $160\sim170mmHg$、舒张压 $80\sim90mmHg$ 的水平;过度降低血压会导致脑梗死和心肌梗死的风险增加。

(三)术后专科护理

1.颅内压监测

颅内压(intracranial pressure,ICP)是指颅腔内容物(脑组织、脑脊液、血液)对颅腔壁产生的压力,以脑脊液压力为代表。ICP 增高是颅脑损伤后的常见症状之一,ICP 增高可进一步降低脑灌注压,使脑血流量减少,加重脑组织缺血、缺氧,导致脑组织损伤。如果时间较长,可造成脑组织不可逆性的损伤,致死率及致残率较高。ICP监测是诊断颅内高压最迅速、客观和准确的方法。

（1）选择合适的体位：头部抬高可增加脑脊液引流和脑静脉回流，从而降低ICP。床头抬高10cm，ICP可下降1kPa；当床头抬高0°～30°，可呈现ICP逐渐下降、脑灌注压逐渐上升的趋势；而当床头抬高40°时，虽然ICP仍有下降，但CCP却随之降低。

（2）颅内压监测系统的护理：对于暴露在外的光导纤维及插头，要用胶布固定在头部敷料上。及时检查并清理头部的伤口，防止渗血、渗液。对于脑室型颅内压监测系统，需要注意保持引流管的通畅及密闭性，并注意引流管的高度；经常检查头皮切口处及各个接口是否存在脑脊液渗漏，如果发现渗漏应及时报告医生，及时处理，严格无菌操作，防止逆行感染。根据颅内压情况，可以调整引流管高度，同时注意观察引流袋内引流液的颜色、引流量；每日进行脑脊液常规、生化检查，必要时送检细菌培养，以便及时发现颅内感染并处理。

（3）准确测量颅内压的条件及影响因素：观察记录颅内压值时，应在患者安静、无躁动、无咳嗽的情况下进行，不能在患者吸痰、翻身或者有其他外界刺激的情况下进行。意识不清、烦躁、呼吸道梗阻、发热、尿潴留等均可引起患者颅内压升高。神经外科患者多存在意识障碍，神经反射降低，导致呼吸功能障碍，自主排痰能力下降，如果ICP缓慢升高且伴有呼吸困难、痰多、发热，则应首先考虑有呼吸道感染，及时行痰培养检查。在护理过程中，应及时观察患者生命体征的变化，昏迷患者及时吸痰；高热患者给予冰毯物理降温;躁动患者在排除尿潴留后,给予适当镇痛、镇静及约束。适当的镇静、镇痛可以降低应激反应,不影响颅内压监测。

（4）颅内压变化观察:ICP升高时,首先注意判断是引流管阻塞所致,还是吸痰、躁动等外因所致,或是ICP真正升高。发现ICP升高,应报告医生及时处理。准确分析颅内压变化并及时处理,正常情况下颅内压不应高于20～25mmHg,如颅内压增高持续10～15min,则需要及时报告医生处理,调整脱水药物的使用。如术后ICP持续高于25mmHg,或颅内压降低后又再次上升,应考虑颅内再出血可能,需及时复查CT,必要时再次手术。

2.脑室外引流管

脑室外引流术是临床常用操作技术。在颅脑创伤规范化治疗体系中,脑脊液外引流是急性期控制颅内压的手段之一,被列入多项颅脑创伤救治指南。脑室外引流同时具备改善脑组织氧合等多方面的治疗收益。

利用脑室外引流实施颅脑创伤治疗时,需要关注以下几方面。①脑室外引流是通过减少脑脊液的容量实现压力代偿,这一代偿能力是有限的,并不能替代其他各项治疗,但在采用多种治疗手段的联合方案时,可降低单项治疗的强度,从而减少负效应的出现。②脑室外引流设定高度应不低于外耳孔上20cm,引流量控制在每天150～200mL为宜,且不应以压力过低为目标。临床可用控容控压的引流辅助设备保证引流的安全性。③将脑室外引流系统接外置压力感受装置可以实现颅内压力的定量测定,是临床颅内压监测的可选手段。测压时,压力感受器应置于头部近外耳孔附近。④正常脑脊液呈无色透明;存在陈旧性出血或脑脊液中蛋白含量过高时,脑脊液可呈黄色;存在新鲜出血时,脑脊液可呈淡红色或红色;发生细菌性脑膜炎时,脑脊液可呈乳白色、橙黄色或绿色混浊。

3.肠内营养

创伤性脑损伤患者普遍存在进食不佳或障碍、高能量消耗的特点,如营养管理不善,则会增加不良临床结局的风险。根据美国肠内肠外营养协会(American Society for Parenteral and Enteral Nutrition, ASPEN)指南,创伤性颅脑损伤手术患者应尽可能在术后或入院后48h内开始营养支持。需管饲的患者首选鼻胃管喂养。对于高胃残留及高误吸风险的患者,应行幽门后鼻肠管喂养,鼻肠管喂养推荐首选十二指肠。患者在符合喂养条件后应给予糖盐水500mL,如耐受良好,次日开始泵入营养制剂。对于不存在急性胃肠功能损伤(acutegastrointestinal function injury, AGI)或AGI Ⅰ级患者(表18-1),首日以25mL/h起始,每12h评估一次耐受性(表18-2),如为0～2分,则酌情按每次增加25mL/h增加喂养速度,直至达到目标能量需求;对于AGI Ⅱ级患者,首日以15mL/h起始,每12h评估一次耐受性,如为0～2分,则酌情每次增加10mL/h,定期评估胃肠功能,如恢复至Ⅰ级可按Ⅰ级增量,直至达到目标能量需求;对于AGI Ⅲ级患者,以10mL/h起始并维持,滋养型喂养,严密监测耐受性,按评分结果决定继续、减速或停止喂养。同时尽早启动肠外营养,保证能量供给,待胃肠功能恢复至AGI Ⅱ级后,再行增加喂养量。

表 18-1　胃肠道功能评估 AGI 分级

AGI 分级	胃肠道功能	特点	腹内压[1]（mmHg）	举例	处理
Ⅰ	障碍风险	一过性,随一般情况好转可恢复	<12	休克早期或术后肠鸣音异常	1)改善一般情况 2)24~48h内肠内营养
Ⅱ	障碍	消化吸收弱,针对治疗可好转	12~14	胃轻瘫[2]、腹泻[3]、胃液或便中带血	1)胃肠动力药物 2)正常肠内营养(明显不耐受减量) 3)按需支持性肠外营养
Ⅲ	衰竭	消化吸收差,针对治疗无法改善	15~20	胃肠道麻痹[4]、肠扩张[5]	1)监测腹内压 2)治疗原发病 3)停胃肠动力药 4)滋养性肠内营养＋早期肠外营养
Ⅳ	衰竭并恶化	胃肠道情况恶化危及生命	>20	肠缺血坏死休克腹腔间隙综合征	1)立即干预挽救生命 2)暂不考虑营养

注:1.腹内压:采用膀胱测压间接反映腹内压是目前临床较常用的方法。2.胃轻瘫:胃储留>200mL或反流。3.腹泻:每日>3次稀便且>250mL/d。4.胃肠道麻痹:喂养下停止排便3d或更久。5.肠扩张:X线片或CT显示小肠直径>3cm或结肠直径>6cm。

表2　肠内营养耐受性评估

分值	腹胀/腹痛	恶心/呕吐	腹泻
0分	无	无恶心呕吐或持续胃肠减压时无症状	无
1分	轻度腹胀无腹痛	有恶心无呕吐	稀便3~4次/d且量＜500mL/d
2分	明显腹胀或腹内压15~20mmHg或能够自行缓解的腹痛	恶心呕吐但不需胃肠减压或150mL≤胃残留＜250mL	稀便≥5次/d且量在500~1500mL
5分	严重腹胀或腹内压＞20mmHg或腹痛不能自行缓解	呕吐且需胃肠减压或胃残留≥250mL	稀便≥5次/d且量1500mL

注:0~2分:继续肠内营养,增加或维持原速度,对症治疗。3~4分:继续肠内营养,减慢速度,2h后重新评估。≥5分:暂停肠内营养,并做相应处理。

4.术后康复

颅脑外伤是间接或直接的暴力作用于头部所造成的。颅脑损伤会造成颅骨骨折、脑震荡及颅内血肿等损伤,而这些损伤会损坏脑组织,影响患者四肢运动功能。现代康复理论认为,颅脑损伤后患者脑部的神经系统遭到严重破坏,几乎不可能完全恢复。早期的康复训练可强化大脑皮层感知脊神经后角感觉神经的传导,重新代偿和重建部分残存的神经功能;同时利用药物和手术辅助改善脑部损伤组织的血液供应,可加速建立侧支循环,实现脑组织重塑和逆转半暗带组织。

早期康复训练具体措施包括:①早期更换体位护理。护理人员定时更换患者体位,防止关节肌肉压疮及痉挛;给患者翻身时,动作一定要轻柔,避免患者用力,使血压升高;尽量让患者采取侧卧位,减轻对患肢的压迫。②早期运动训练包括踝、膝、髋、指、肘及肩关节的被动伸展、抬举等活动,并根据患者情况逐渐增加活动强度。为防止关节僵硬,鼓励患者早期进行床上抬腿、抬臂、握拳、深呼吸、扩胸运动等。待患者病情稳定后,被动活动逐渐改为主动运动;对患者进行日常生活能力活动的训练,每个动作锻炼时长>1h,如果感觉不适,应立即返回原来的平卧位。待患者平稳后,给予患者系统的康复训练包括平衡训练、行走训练、日常生活训练等。③指派特定的护理人员训练患者的认知功能,确保每天交谈时长>30min,训练患者主动思维,纠正认知错误,建立良好的认知形态。④与患者进行沟通交流,缓解患者紧张、焦虑的情绪,让患者从心里认识到早期训练的重要性,调动患者在康复训练过程中的配合积极性。通过早期康复训练措施干预颅脑外伤患者,可提高其肢体运动功能,促进认知功能的恢复,提高生活质量。

参考文献

[1]李晨虎,黄莉娜,张明昌,等.颅脑损伤后器质性人格障碍的司法精神病学分析[J].法医学杂志,2017,33(2):158-161.

[2]Jiang JY, Gao GY, Feng JF, et al. Traumatic brain injury in China[J]. Lancet Neurol, 2019,18(3):286-295.

[3]李晨辉.全程护理干预预防颅脑损伤患者术中压疮发生的效果观察[J].护理研究,2019,33(14):2538-2539.

[4]崔刚,杨海峰,孙跃春.持续颅内压监测辅助下治疗老年高血压脑出血的临床分析[J].中国综合临床,2016,32(8):728-731.

[5]秦德广,黄文勇,杨灵.持续颅内压监测在重型颅脑创伤去骨瓣减压术后治疗中的作用[J].中华创伤杂志,2016,32(7):612-614.

[6]曹顺华,姚秋辉,王东春.重型颅脑损伤患者颅内压监测及护理体会[J].中国全科医学,2010,13(14):1572-1574.

[7]Srinivasan VM, O'Neill BR, Jho D, et al. The history of external ventricular drainage[J]. J Neurosurg, 2014, 120(1): 228-236.

[8]Carney N, Totten AM, O'Reilly C, et al. Guidelines for the Management of Severe Traumatic Brain Injury, Fourth Edition [J]. Neurosurgery, 2017, 80 (1): 6-15.

[9]Akbik OS, Krasberg M, Nemoto EM, et al. Effect of Cerebrospinal Fluid Drainage on Brain Tissue Oxygenation in Traumatic Brain Injury [J]. J Neurotrauma, 2017, 34 (22): 3153-3157.

[10]中华医学会创伤学分会颅脑创伤专业委员会.颅脑创伤患者脑脊液管理中国专家共识[J].中华神经外科杂志,2019,35(8):760-764.

[11]McClave SA, Taylor BE, Martindale RG, et al. Guidelines

for the provision and assessment of nutrition support therapy in the adult critically ill patient: society of critical care medicine (SCCM) and American society for parenteral and enteral nutrition (A. S. P. E. N.)[J]. JPEN J Parenter Enteral Nutr, 2016, 40(2):159−211.

[12]Wang D, Zheng SQ, Chen XC, et al. Comparisons between small intestinal and gastric feeding in severe traumatic brain injury: a systematic review and meta−analysis of randomized controlled trials[J]. J Neurosurg, 2015, 123(5):1194−1201.

[13]Reintam Blaser A, Malbrain ML, Starkopf J, et al. Gastrointestinal function in intensive care patients: terminology, definitions and management. Recommendations of the ESICM Working Group on Abdominal Problems[J]. Intensive Care Med, 2012, 38(3):384−394.

[14]Brain Trauma Foundation, American Association of Neurological Surgeons, Congress of Neurological Surgeons, et al. Guidelines for the management of severe traumatic brain injury: XII. Nutrition [J]. J Neurotrauma, 2007, 24 Suppl 1: S77−S82.

[15]Malbrain ML, Cheatham ML, Kirkpatrick A, et al. Results from the international conference of experts on intra−abdominal hypertension and abdominal compartment syndrome. I.

Definitions［J］. Intensive Care Med，2006，32（11）：1722-
1732.

［16］王晓燕.早期护理干预对重度颅脑外伤患者神经功能恢复和
日常生活活动能力的影响［J］.中国康复医学杂志,2014,29
（1）:65-66.

［17］杜忠胜,张雪芹,西永明.颅脑外伤患者术后颅内感染的危险
关因素与治疗［J］.中华医院感染学杂志,2015,25（15）:
3501-3503.

［18］陈飞宇,陈光烈,任浩君,等.颅脑外伤患者开颅术后颅内感
染的相关因素与耐药性分析［J］.中华医院感染学杂志,
2016,26（4）:799-801.

［19］王孝芳,李剑,宋光太,等.重型颅脑外伤患者术后医院感染
的病原学分析［J］.中华医院感染学杂志,2016,26（7）:1563-
1565.

［20］Hiquet J，Gromb-Monnoyeur S. Severe craniocerebral trau-
ma with sequelae caused by Flash-Ball® shot，a less-lethal
weapon：Report of one case and review of the literature［J］.
Med Sci Law，2016，56（3）：237-240.

［21］赵瑞英,张玉芳.早期康复训练对颅脑外伤患者术后康复情
况、运动能力及生活质量的影响研究［J］.国际护理学杂志,
2019,38（18）:3007-3009.

（陈海燕）

案例十九 ─│ 人工耳蜗植入患者围手术期护理

　　患儿王某,男,3岁,出生后发现听力差,新生儿听力筛查未通过,仅对强声刺激(如汽车喇叭声、鞭炮声等)有少许反应,双耳无流脓及其他特殊不适。其后1个月、42天、3个月、6个月听力复查未通过,6个月时开始佩戴助听器。佩戴助听器后听力仍持续下降,言语交流障碍。今为求进一步手术治疗,门诊拟"双耳极重度感音神经性耳聋"收住入院。患儿入院时双耳佩戴助听器,对强声刺激反应差,言语交流障碍,一般情况可,睡眠佳,大小便正常。

　　既往体健,否认重要疾病史。无过敏史。无家族耳聋史,出生时 Apgar 评分为10分。

　　预防接种史:常规接种。

　　患儿入院后完善术前各项检查及相关宣教,在全麻下行"左人工耳蜗植入术"。术后返回病房,全麻清醒,呼吸平稳,带入右肘正中静脉留置针一枚,接5%葡萄糖溶液,输液通畅。左耳敷料加压包扎,敷料清洁、干燥,无渗血、渗液现象。术后遵医嘱予以Ⅰ级护理、禁食、去枕平卧位,持续心电监护,监测血氧饱和度。根据疼痛行为指标量表(FLACC),评定患者左耳切口疼痛为4

分;高危/跌倒评分为8分。向家属发放预防高危/跌倒患者通知书并做好相应的宣教,完善腕带标识,拉起床栏。

一、定　义

人工耳蜗是一种植入式电子假体。它主要由植入体内的电子元件(接收器、刺激电极)以及携带在人体外的外部装置(麦克风拾音、耳背或体配式言语处理器、耳后的传输线圈)等组成。声音信号由麦克风接收器转换成电信号后传送至言语处理器,然后模仿人耳功能将信号进行分析处理,并由传感器将信号传送到接收器,再产生电脉冲传到相应的电极,从而引起听觉神经纤维兴奋,并将声音信息传入大脑,产生听觉。植入术后1个月内,由听力师开通耳蜗外部的言语处理器,测试和保存程序发出刺激,自此植入者便开始听到声音,再根据植入者出现的听声问题,对植入体进行检测和程序调整,以确保达到最佳的聆听效果。耳蜗植入适用于语前聋的儿童,植入年龄越小效果越佳,目前最佳植入年龄为6~10个月龄;语后聋的儿童和成年人;双耳重度或极重度感音神经性耳聋患者。另外,植入者或家庭还应具备听觉言语康复教育的条件,且对人工耳蜗植入有正确的认识和适当的期望值。目前一般只进行单侧人工耳蜗植入,但已有报道显示:双侧人工耳蜗植入在声音定位和噪声环境下的聆听效果优于单侧人工耳蜗植入。

二、手术方式与麻醉方式

人工耳蜗植入术手术为耳后切口,按手术径路分为面隐窝径路、外耳道后壁径路及耳道上径路等术式,多采用面隐窝径路。

麻醉方式为全身麻醉,由于患儿特殊的生理特点,在麻醉诱导、体位、体温控制、失血量方面应注意预防。在麻醉诱导过程中,可由父母陪伴,能明显减轻患儿的悲伤、焦虑情绪;使用温控毯、调节手术室温,减少患儿热量流失;术中及时止血,防止低血容量反应。

三、手术前护理

(一)环境准备

营造适合患儿的病房环境,室内装饰以适合儿童审美为主,带患儿及家属参观病房环境,熟悉病房设施,减轻患儿对陌生环境的恐惧和无措感。

(二)心理调适

重度及极重度耳聋患儿不能正常与他人沟通交流,他们在心理上会比正常同龄儿童敏感,性格往往孤僻、偏执,面对陌生的环境与人际关系,会产生紧张、焦虑、害怕等不良情绪,加强与患儿家属交流沟通,了解患儿的性格特点及生活习惯、围手术阶段心理方面的需求,通过口型交流、肢体动作、面部表情变化以及写字、画画等方式与患儿进行交流;通过给予喜爱的玩具、一起游戏、拥抱、抚摸等方式增加亲切感;展示一些与手术有关的实物或图片,使患儿对手术室的环境有初步的认识,减轻其进入陌生环境产生的恐惧心理。同时,耐心向患儿家属讲解电子耳蜗的性能、工作原理及费用,告知人工耳蜗对患儿听力、语言恢复的重要性,消除家属心理疑虑,坚定手术信心。帮助家属建立适宜的手术期望值,强调术后听力、语言康复训练的重要性和长期性,使家属能积极配合治疗。

(三)防走失护理

1~3岁儿童患者属于高危走失人群,应将患者安置在离护士站较近的病房,佩戴手腕带,床头使用防走失标识卡;由2名家属24h陪护,做好防走失宣教;加强巡视和观察,做好交接班;对患者易出走通道和方式进行细节管控。

(四)完善相关术前检查

术前相关检查措施包括血液标本采集、听力学检查、MRI检查、CT检查等,以了解患儿的耳蜗发育情况和全身情况,排除手术禁忌。

对于3岁以内的患儿,多选择颈外静脉采集血液标本。操作方法如下:患儿仰卧于治疗台的一端,颈部与桌沿持平,双腿自然放平,头后仰,偏向一侧,稍低于身体平面,充分暴露颈外静脉。协助者用双肘固定患儿双腿,双手紧紧按住患儿双肩或双上肢,有效制动患儿四肢;操作者一手固定患儿头部,尽量让患儿啼哭,使颈静脉怒张,另一手进行穿刺(图19-1)。采血时,患儿会哭闹躁动,增加误吸风险,因此患儿进行颈外静脉采血前需禁食4h以上。采血完毕,两指轻压穿刺点局部3~5min,避免用力过大或大范围按压,造成脑缺血或压迫颈动脉窦。

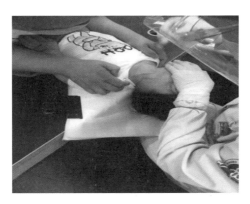

图19-1　儿童颈外静脉采血体位安置

(五)饮　食

患儿年龄较小,对口渴、饥饿等不适的耐受性差,且患儿无行为能力,身体稍有不适就会哭闹不安,进而增加手术过程中静脉穿刺的难度,影响生命体征的观察和手术的顺利进行。快速康复理念提倡患儿术前6h禁食固体食物,术前4h禁食配方奶或牛奶,术前3h禁食母乳,术前2h禁水。推荐患儿术前2h口服少量5%葡萄糖水,既可减轻饥饿感,增加糖原贮备,抑制术后胰岛素抵抗与分解代谢,又可保持胃排空状态,不会增加麻醉中误吸风险。成人患者术前6h禁食固体食物,术前2h禁食清流质食物。具体术前禁食、禁饮时间应遵照医生医嘱进行。

(六)睡　眠

术前晚保证患儿充足的睡眠,成人患者必要时遵医嘱使用镇静安眠类药物。

(七)床上大小便训练

由于术后有严格的长时间卧床要求,需在床上大小便,故术前应训练床上大小便,避免因习惯的改变而造成便秘或尿潴留。按需准备便器或尿不湿。

(八)皮肤准备

术前一天给患儿剃光头,清洁耳郭及周围皮肤,取出外耳道耵聍,修剪患儿指甲。成人患者,应剃除术侧耳郭周围头发,范围为距耳郭5~7cm。协助女患者梳理头发至对侧。

(九)用药护理

为防止术后铜绿假单胞菌和金黄色葡萄球菌爆发性感染,手术皮肤切开前需静脉滴注抗生素,手术前做好药物过敏试验;为减少皮肤切开时的出血量,通常在切开前用1%利多卡因注射液做局部阻滞浸润麻醉,准备好药物带入手术室。快速康复理念提倡患儿入室前1h在以手术切口处以皮肤为中心2cm范围内涂抹一层约2mm的复方利多卡因乳膏,上盖密封敷膜,可降低患儿穿刺操作难度及术后疼痛程度,降低全麻苏醒期躁动的发生率。

(十)其他术前准备

其他术前准备包括术前指导、麻醉科会诊、手术标识描记、整理听力及影像学检查资料等。

四、手术后护理 》

（一）卧　位

回病房后,患者保持去枕平卧位,头偏向一侧,手术侧患耳朝上,避免压迫术后植入区域。6h后再坚持卧床休息72h,可摇高床头15°～30°,若患儿不配合或动作幅度过大,可由亲属抱卧安抚,分散其注意力。卧床期间严格限制头部活动,禁止做剧烈摇头、低头等动作,勿用力打喷嚏、咳嗽,避免压力瞬时性增高导致鼓膜内陷穿孔。

（二）早期饮食

术后6h先予以少量温开水,若无不适症状,30min后可进奶或流质饮食。第2天进食易消化、高营养的半流质食物,尽量使用健侧咀嚼,防止电极移位、脱落。3d后可进食少渣、高蛋白软食。1周后逐步过渡到普食。

（三）早期康复锻炼

术后早期进行活动锻炼,可改善全身血液循环,增加肺活量,预防肌肉萎缩,有利于肠蠕动的恢复。

1.床上活动

（1）上肢运动:没有静脉输液的手进行握拳、松拳活动(图19-2),反复5次;屈伸肘关节5次(图19-3),双手伸直举起过头部再还原5次。

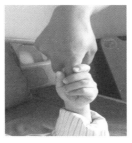
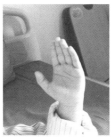

图 19-2　握拳、松拳运动

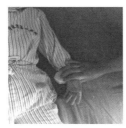
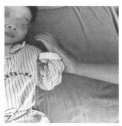

图 19-3　屈伸肘关节运动

（2）下肢运动：屈伸左右膝关节 5 次（图 19-4）。

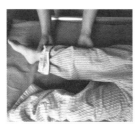
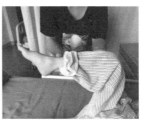

图 19-4　屈伸膝关节运动

（3）翻身运动：协助患儿向健侧翻身 5 次，动作轻柔，避免剧烈摇晃头部。

（4）踝泵运动：脚背向上翘起，感觉到大腿用力，维持3~5s后放松2~3s，重复8~10次为1组。以踝关节为中心，做跖屈、内翻、背伸、外翻的360°"旋转"运动。

上述运动每天做3~4次，连续3d。

2.下床活动

术后第4天可下床活动。首次下床活动时，护士进行床旁指导，让患儿先坐在床沿上，双腿下垂，再站在床旁，进行原地踏步训练，开始步行时首次活动时间为5~10min，或量力而行。以后根据康复情况逐步增加活动量。在下床活动时，要注意保暖，避免着凉。活动过程中出现胸闷、眩晕、恶心、心悸、出汗、面色苍白等立即停止活动。

(四)切口护理

手术后头部绷带加压包扎，包扎时间一般为5~7d左右，松紧度以能放1根手指为宜。加压包扎是为了预防和减少术腔渗血造成血肿从而导致切口不愈合。注意观察切口敷料是否完整，有无污染、松动、渗血、渗液及渗出物的颜色、性质与量。换药时，观察切口局部有无红肿、渗血以及周围血液循环情况。术后7d切口拆线。

(五)疼痛护理

耳聋患儿缺乏必要的认知和表达能力，只能通过行为和生理反应对疼痛进行评估。因此，临床上通常选择疼痛行为指标量表，即FLACC疼痛评分法进行评估。研究表明，改良后的FLACC量表用于评估认知损害的儿童有良好的可信度和可行性。

1.FLACC疼痛评分法适用人群

FLACC疼痛评分法适用于无法口头表达的患者或是年龄为4个月至7岁的婴儿及儿童。

2.FLACC疼痛评分法内容

FLACC该疼痛评分法包括脸部表情（Face）、腿的动作（Leg）、活动力（Activity）、哭泣（Cry）、安抚程度（Consolation）五项内容，每一项内容分0~2分，总分为0~10分。1~3分表示轻度疼痛，4~6分表示中度疼痛，7~10分表示重度疼痛；得分越高，不适和疼痛越明显（表19-1）。

表19-1　FLACC疼痛评分表

	项目	0	1	2
FLACC	面部表情（F）	无特定表情或笑容	有时愁眉苦脸，孤僻、冷漠	经常皱眉、咬紧牙关，下颌颤动
	腿部活动（L）	平常姿态或放松状态	不自在、不安、紧张	踢腿或伸腿
	体位（A）	平静状态，平常姿势，行动自在	辗转不安，前后移动，紧张	弓身，僵硬，猛动
	哭闹（C）	醒着或睡眠时没有哭泣	呻吟或呜咽，时而抱怨	不断哭泣，大叫或抽噎，经常抱怨
	可安慰度（C）	满意，放松状态	需要经常触摸、拥抱或有人说话时，容易分心	难以安慰

3.正确实施FLACC疼痛评分法

（1）通过观察患儿情况，再与量表中内容对照得出相应的分数，将各项内容分数相加即是总分。

（2）对清醒的患儿，观察1~5min或更长时间，对熟睡的患儿观察5min或更长时间。

（3）评估时，适当触摸和变换患儿体位，以更好地确定患儿疼痛情况、身体紧张度和抵抗性。

（4）不定时地观察患儿，排除影响行为的其他因素，如饥饿等。

（5）评估患儿疼痛时，鼓励父母参与其中。

（6）疼痛在术后24~72h内最为严重。

4.疼痛处理

FLACC量表评分法评分超过3分时，应予以处理：减少或去除使患儿产生疼痛的因素，避免碰触疼痛部位；采取适宜的游戏、活动转移其注意力；采用安抚奶嘴、抚摸、抱着轻摇等方式安抚患儿，必要时遵医嘱使用止痛剂。

（六）留置针护理

小儿留置针能够有效提高患者静脉穿刺的成功率，减轻患儿反复穿刺造成的痛苦和恐惧心理，降低对浅表静脉的损伤。

1岁以上的患儿可以选择大隐静脉、肘正中静脉以及手足背静脉等相对粗、直、有弹性、避开关节且易于固定的静脉。通常选择24G留置针进行穿刺，以穿刺点为中心，用无菌透明敷贴无张力固定,肝素帽高于导管尖端。输液结束后,用0.9%生理盐水或稀释肝素钠脉冲式冲管并封管。严格无菌操作,加强巡视,观察有无局部肿胀、渗漏、静脉炎、堵管、意外脱管等不良事件发生。留置针在血管内留置时间在72h内最佳,最长不超过1周。

(七)防坠床/跌倒护理

1~3岁年龄段的儿童因为走路不稳、充满好奇心、缺乏安全防范意识,喜欢爬高等原因,属于高危坠床/跌倒人群,采取有效的预防措施,可以减少跌倒等不良事件的发生。

1.患儿看护人在住院患儿的跌倒防范中起着关键作用,对家长进行防跌倒的宣教尤为重要。利用思维导图(图19-6)进行宣教指导,可以使患儿家属深刻记住需掌握的内容,条理清晰。另外,利用图形和色彩效果,可吸引宣教者与被宣教者双方注意力,大大提高患者家属知识收获率。

2.确保病房内设备完善和环境安全,发现设备故障及时维修或更换,排查和处理环境中易致跌倒的因素,如地面湿滑、过道放置障碍物等。

3.床头、腕带等处粘贴防跌倒警示标识,还需时常提醒和巡视。

4.协助并提醒家长拉好床栏,提高其防跌倒意识。

5.住院患儿发生跌倒的高峰时段为16:00~20:00,该时段内应加强病房巡视,监督跌倒高风险患儿家长防范措施的落实情况。

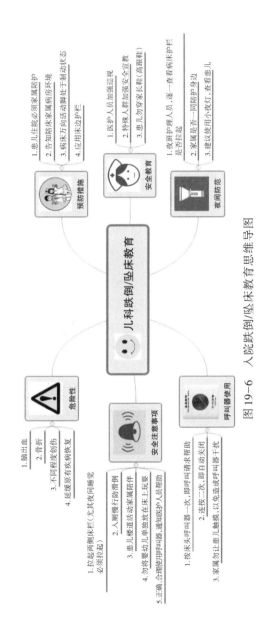

图 19-6　入院倒跌/坠床教育思维导图

（八）并发症观察与护理

1.眩　晕

观察患者有无头晕、恶心、呕吐、不愿意下床活动等症状,出现这些症状时,应减少活动,评估跌倒、摔伤的风险,并采取相应措施。必要时遵医嘱给予止晕、止吐药物对症治疗,并观察用药后反应。

2.切口感染

手术创伤及小儿营养不良、上呼吸道感染是引起术后切口感染的主要原因。应密切观察生命体征的变化,尤其是体温的变化;保持局部敷料干燥、清洁;换药时严格无菌操作;积极预防感冒,鼓励患儿进食高蛋白、高维生素食物,增加营养,促进伤口愈合;术后给予抗生素治疗5~7d。切口感染也可能继发于皮下血肿或积液,术后给予加压包扎,若血肿、积液量多,应及时切开引流或抽出。

3.排斥反应

机体对于非体内物质都会有一定的排斥反应,术后要观察患者体温及局部变化。当确定为排斥反应时,应遵医嘱给予相应的处理。

4.面　瘫

由于术中刺激、压迫、暴露面神经,术后可能出现一过性面瘫。术后应观察患儿有无口角歪斜、额纹消失、不能皱眉、术侧眼睑不能闭合、鼻唇沟变浅或消失、面部肌肉抽搐、进食时味觉减退或者消失等症状。术后指导患者用健侧咀嚼食物；手掌大鱼际按摩或者热敷患侧面颊，每日按摩或热敷4～6次，每次15min，可预防面瘫。

5.脑脊液耳漏

术后需严密观察患儿鼻腔、外耳道等部位是否出现渗液以及伤口敷料渗出情况。患儿应卧床休息，采取健侧卧位，抬高床头15°～30°，避免用力打喷嚏、擤鼻、咳嗽、哭闹等引起颅内压增高的行为，预防脑脊液耳漏的发生。

五、出院护理

(一)饮食

术后1周无特殊不适可进食普食；为减少咀嚼动作引起的不适，应避免进食干、硬、粗糙的食物，多食新鲜蔬菜、水果，多饮水，保持大便通畅。

(二)卧位

卧床休息时，取下外植部件，取仰卧或健侧卧位，避免术侧受压。

(三)活动

正常社交活动及体力活动不受限制，但避免剧烈活动、奔跑、跳跃等活动，防止跌倒；避免植入体部位被碰撞，一旦被撞后，马上查看是否出现头皮肿胀以及装置是否工作正常，如有异常及时就医。

(四)复 诊

术后1个月来院复诊并开机进行听力测试,由听力师调试言语处理程序,开机后定期调机并反馈语言训练进展。一般开机第1个月内,每周调机1次,第2~3个月每2周调机1次,以后每半年调机1次,最终每年调机1次。每次调试结束时,预约下一次测试时间。

(五)健康教育

1.耳蜗保养

(1)人工耳蜗植入后,防止对植入局部的剧烈冲撞和挤压,避免激烈的头部活动,防止内植部件移位。对于外植部件,注意保持清洁,避免潮湿和淋雨。每日取下外植部件后,将其放入防潮袋,防止粗暴操作导致外力损坏。

(2)为防止静电,着衣以纯棉和天然纤维材料最佳;风大时,头发与耳蜗摩擦亦可产生静电,应暂时去掉。

(3)不可将化学制剂如香水、发胶等喷洒于耳后。

(4)人工耳蜗需电池供电,根据语言处理器的不同,电池正常使用1~3d,注意及时更换。

(5)术后2周内不宜洗头,2周后及以后洗头时,勿用力摩擦或用指甲搔挠人工耳蜗植入部位。

(6)保持外耳道清洁,勿挖耳或塞耳,防止污水入耳,预防感冒,防止中耳炎发生。

(7)出院后,应随身携带电子耳蜗植入信息卡,尤其在外院就医或在进出超市、乘坐飞机等需要安检的地方。

（8）远离高电压、强磁场,少做CT,禁做MRI检查,如必须做,应手术取出植入电极;如需行其他手术,不能使用可导致密码紊乱的单极电刀,只能使用双极电刀。

（9）避免使用链霉素、庆大霉素等加重耳聋的药物。

（10）发现耳蜗装置故障时,及时就医,必要时需取出并重新植入。

2.言语功能训练

（1）告知患者言语训练的重要性,提高主动训练的意识。

（2）开机后要按时到专业语训中心进行言语训练,家长或监护人要学会简单的语训方法。

（3）训练时应从简单的单词逐步过渡到单一词汇,然后过渡至短句,最后实现无障碍的沟通交流。

（4）尽可能为患儿提供可以听到声音的环境,如不间断播放音乐等;随时进行有意识的训练。

（5）多与患儿进行语言交流,交流时采用适当的音调,取合适的距离、方位,避免患儿看口型的习惯。

（6）与患儿对话时,发音要清晰,语速要慢,尽可能靠近麦克风,声音尽可能大一些。

参考文献

[1]章玉菊,杨丽华,张华.儿童人工耳蜗植入术502例护理配合[J].齐鲁护理杂志,2014,(14):40-41.

[2]雷俊,肖菊花,杨瑞锦,等.快速康复外科在小儿急性阑尾炎中的应用[J].中国现代普通外科进展,2015,18(1):70-73.

[3]潘茜恒,汪玉雯,陈永权.多模式围术期处理在小儿加速康复外科中的应用[J].临床麻醉学杂志,2018,34(8):773-776.

[4]林紫,郑显兰,沈巧,等.儿童疼痛评估的研究进展[J].全科护理,2019,17(25):3098-3101.

[5]秦尚够.FLACC疼痛评估量表在全麻术后婴幼儿疼痛评估中的应用[J].护理实践与研究,2018,15(5):66-67.

[6]杨梅,吴清翠.思维导图在儿科预防跌倒/坠床宣教中的应用[J].当代护士(上旬刊),2018,25(8):99-100.

[7]单晓敏,诸纪华,方雪莲,等.住院患儿跌倒的危险因素分析[J].浙江医学,2019,41(15):1676-1677,1681.

[8]赵洋梅,于维秀,郑天娥.人工耳蜗植入术围手术期的护理[J].西南国防医药,2016,26(2):202-203.

（袁　丹）

案例二十 · 经尿道前列腺电切术围手术期护理

患者仁某,男,68岁,尿频、尿急、排尿困难2年余,排尿困难加重1月余于本院就诊。男性肿瘤全套示:游离前列腺特异抗原1.110ng/mL,总前列腺特异性抗原6.160ng/mL。前列腺MR平扫+增强+DWI示:前列腺增生,请结合前列腺特异性抗原及穿刺病理检查。前列腺穿刺活检术后穿刺病理示:良性前列腺组织增生。为进一步治疗,门诊拟"前列腺增生症"收入院。入院时患者尿频、尿急存在,排尿费力,尿色清。

既往史:"高血压病"病史10年余,目前规律服用"苯磺酸左旋氨氯地平片5mg,qm",自述平时血压控制可;否认其他疾病及过敏史。

个人史:有吸烟史30年,每天20支,未戒。饮酒史30年,未戒。

患者完善术前各项检查及相关宣教,在全麻下行"经尿道前列腺电切术",术后全麻清醒安返病房,带回留置导尿接膀胱冲洗1根。留置导尿接膀胱冲洗通畅,冲洗液呈淡血性,尿道口感胀痛,NRS评分为1分。双下肢穿弹力袜,足背动脉搏动存在。遵医嘱予以Ⅰ级护理,禁食,持续双鼻塞吸氧3L/min,持续心电监护,并予以抗炎、止血、补液治疗。患者自理能力评估为重度依赖,DVT评分为11分,已汇报医生。嘱患者进行踝泵运动,告知相关注意事项。同时嘱陪同1名,拉上床栏。术后诊断:前列腺增生;高血压病。

一、定　义

前列腺增生症,旧称前列腺肥大,是老年男子常见疾病之一,为前列腺的一种良性病变。前列腺位于尿道起始部,呈倒置的栗子状,上接膀胱颈部,下接尿生殖膈,尿道从前列腺中央穿过。男性在35岁以后前列腺可有不同程度的增生,50岁以后可出现轻重不等的临床症状。

前列腺增生的手术方式包括经尿道前列腺电切术、经尿道前列腺钬激光剜除术、耻骨上经膀胱前列腺摘除术。其中经尿道前列腺电切术是治疗良性前列腺增生的金标准。

二、麻醉方式与手术体位

经尿道前列腺电切术的麻醉方式为椎管内麻醉或全麻。

手术体位为截石体位(图20-1)。

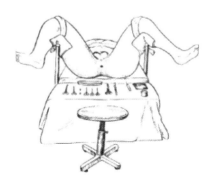

图20-1　截石体位

三、手术前护理

(一)心理护理

因患者年龄偏大,病史长,容易产生各种负面心理。护士应深入了解、关心患者,给其安慰和鼓励。细致耐心地做好术前解释,说明手术的必要性和重要性,介绍同类疾病康复的病例,消除患者紧张情绪。同时鼓励患者多饮水,解除其因排尿不畅而不敢饮水的顾虑。

(二)有效咳嗽咳痰

嘱患者戒烟,术前3d指导患者练习有效咳嗽咳痰;因患者多为老年人,且患者术后有持续膀胱冲洗,卧床时间较长,术后如果排痰不充分,极容易出现肺不张,出现肺部感染的概率明显增加。同时术后用力咳嗽可能会引起创面出血,从而增加并发症的发生率。

(三)饮食(禁饮禁食)

术前禁食10~12h,禁水6~8h,以减轻胃肠道负担,防止麻醉后因呕吐引起的误吸和窒息。

(四)营 养

鼓励患者摄取营养丰富、易消化的饮食,改善营养状况,增强手术耐受性。

(五)胃肠道准备

术前常规灌肠。经尿道前列腺电切术前晚、术晨进行清洁灌肠,能有效地缓解术后患者腹胀、便秘,从而减轻术后出血。

(六)口腔护理

口腔是呼吸道的门户,细菌易通过口腔进入呼吸道,需及时治疗口腔慢性感染和溃疡,早晚刷牙、餐前餐后漱口,保持口腔清洁,防止术后呼吸道感染。

(七)睡　眠

术前晚保证充足的睡眠,必要时遵医嘱使用镇静安眠类药物。

(八)床上排便训练

术后手术限制及持续膀胱冲洗等原因,患者术后短时间内需在床上排便。指导患者床上排便,使其掌握床上排便的要领,这样可避免因排便习惯改变造成便秘而引起的术后并发症。

(九)提肛运动

因经尿道前列腺电切术后近端尿道括约肌被毁坏,尿失禁是术后常见的并发症之一。患者采取提肛运动,其目的在于通过强化提肛肌收缩功能,增强尿道筋膜的张力,使远端尿道括约肌保持适当的张力,增加尿道的关闭功能,从而使尿道始终保持高于膀胱内的阻力,达到控制排尿的目的。另外,术后留置导尿管期间继续进行提肛运动,可使远端尿道括约肌不断收缩,促进创面局部炎症水肿的吸收,减少局部炎症水肿对括约肌关闭机制的影响,达到有效控制排尿的目的。因此,患者术前术后均需进行提肛运动。

提肛运动方法:集中精神,全身放松,深吸气,收腹,有意识地向上提收肛门(像忍住大便一样)憋气 5s,缓缓呼气(嘴成鱼嘴状),放松肛门,放松全身 10s。再重复上述动作,每次 10min 左右,早、中、晚及睡前各 1 次。

评估患者是否掌握锻炼的方法:护理人员手指插入患者肛门内,若能感觉到有收缩力,则为方法正确。

(十)术前准备

手术前一日病区内进行术前准备工作,包括皮试、术前指导、麻醉科会诊、备血、手术标识描记等。

四、手术后护理

(一)卧 位

术后采取平卧位,患者麻醉恢复后,可适当活动四肢;次日改为半卧位,待拔除导尿管后开始下地活动。

(二)严密观察病情变化

术后 24～48h 予以心电监护,注意呼吸、血压、心率的变化。患者大多为老年患者,术后应常规吸氧;由于术中、术后采用大量冲洗液冲洗膀胱,可能会引起血压波动及心、脑、肾功能变化,故术后应加强监护,发现恶心呕吐、血压下降等异常情况,应及时报告处理。

(三)翻 身

术后卧床期间,每 2h 翻身 1 次,保持床单位清洁、干燥,防止压红压破皮肤。

(四)饮食护理

麻醉清醒后如无恶心,待肛门排气后,患者可进食流质、半流质。以后进食易消化普通食物或软食,避免刺激性食物。宜进食高热量、高蛋白、富含维生素及粗纤维的食物,多饮水,既可保证营养又保持大便通畅,又可防止用力排便引起再出血。

(五)术后导管的护理

1.留置导尿管

三腔硅胶尿管(图20-2)是经尿道前列腺电切术后最常见的留置管路。

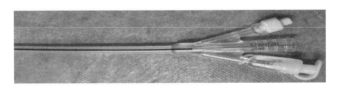

图20-2　三腔硅胶尿管

(1)留置三腔尿管的目的:

经尿道前列腺电切术后为预防血凝块、组织碎片造成堵塞,需常规留置三腔尿管行持续膀胱冲洗。

(2)留置导尿期间注意事项:

①在留置导尿管期间,由于患者肛门排出物、被褥或内衣裤触碰可能污染尿道口及周围黏膜,所以患者每日需进行导尿管护理,并用微碱性皂液或清水清洗会阴区和尿管近段。另外,保持导尿系统绝对密闭可使尿路感染发生率由45%下降到18%,交

叉感染发生率由6%下降到2%以下。留置导尿管所引发的尿路感染,主要途径为自尿道外口上行的腔外途径,细菌生存方式主要是在导尿管表层的生物膜性生长。因此,经尿道前列腺电切术后尿道外口的护理工作对于尿路感染的预防至关重要。

方法:每次用长效抗菌剂2~3mL,喷3次,2次/d,可以有效控制感染源,阻止上行性细菌感染。喷洒位置为尿道口周围黏膜,注意观察尿道口有无红肿、疼痛、脓性分泌物流出。

②导尿管长短需适宜,过长易引起扭曲折叠,过短易引起牵拉而使患者感觉不适。导尿管需妥善固定在大腿内侧,稍加牵引,让渗血凝集于前列腺窝,可起止血作用,术后利用三腔硅胶尿管来控制止血,水囊压置膀胱颈。需告诉患者不可自行移开,牵引侧大腿伸直,卧床休息,直到解除牵引为止,防止因患者活动而引起导尿管气囊破裂或移位,以致导尿管滑出。

2014年导尿管护理指南明确表明,留置导尿后应固定导尿管,防止导尿管移动和尿道牵拉。男性的导尿管固定位置为大腿前侧上1/3。粘贴时,患者大腿张大,最大范围地给导尿管留有缓冲余地,防止牵拉。

③保持引流通畅,避免导尿管受压、扭曲、堵塞。

④患者离床活动时,尿袋不得超过膀胱高度,防止尿液逆流(图20-3)。

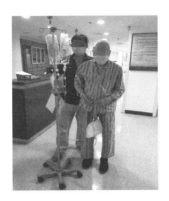

图20-3　下床活动时尿袋位置

2.膀胱持续冲洗管

(1)膀胱持续冲洗的目的:持续膀胱冲洗能保证及时稀释来自前列腺窝的渗血,防止血液凝结成块而堵塞三腔导尿管,从而保证导尿管引流通畅(图20-4)。

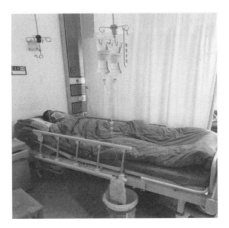

图20-4　膀胱持续冲洗

（2）膀胱持续冲洗时注意事项：

①合适的冲洗速度。经尿道前列腺电切术后膀胱冲洗速度为每分钟100～140滴时，对患者的生命体征无影响；冲洗速度为每分钟250滴时，会引起患者心率、呼吸增快及血压升高；同时，膀胱迅速扩张，会增加膀胱壁的机械性损伤，引发膀胱痉挛而加重出血。使用0.9%氯化钠溶液作为膀胱冲洗液。根据引流液颜色随时调整冲洗速度，当引流液血色较深，加快滴速至每分钟160～180滴；当引流液血色变浅时，减慢冲洗速度至每分钟80～100滴。同时，观察冲洗速度与引流速度是否一致，准确记录冲洗液的出入量，引流量应大于冲洗量；引流液转清后，调节冲洗速度为每分钟40～60滴。

尿量＝排出液体量－冲洗液体量

②保持冲洗通畅。为避免导尿管被小血块堵塞，膀胱冲洗过程中应每隔数小时直线冲洗导尿管1～2min，同时挤压引流管，即冲洗期间定时挤捏导尿管分叉处，以冲洗出膀胱内的小血块。如出现引流不畅、血块堵塞管腔，则应停止冲洗，用50mL注射器抽吸等渗盐水快速注入导尿管，然后回吸，反复多次可将较大的血凝块抽出，也可以用双手挤压引流管，一只手反折捏住引流管，使引流管闭塞，用另一只手的五指指腹用力快速挤压引流管，频率要快，这样可使气流反复冲击引流管，将导尿管中残留血块挤出，从而达到排出血块的目的。同时，指导患者定时更换体位，交替取左侧卧位、右侧卧位、半坐卧位。

③合适的冲洗高度。冲洗液对膀胱壁的压力主要与冲洗液的流速和悬挂高度有关。一般冲洗高度距床水平面100cm之内,最适宜冲洗高度是40~60cm。当高度<40cm时,冲洗压力较小,不能够冲净膀胱内血凝块及残存的前列腺组织碎片;当高度>80cm时,可导致患者血压升高、脑水肿、肺水肿等。

④合适的冲洗液温度。膀胱冲洗时,冲洗液温度维持在35~37℃为宜,冲洗液过冷易诱发膀胱痉挛,温度过高可加快血液循环,加重局部出血。

(六)口腔护理

禁食期间注意患者口腔卫生,进行口腔护理,2次/d,病情允许可改为早晚刷牙。不管是口腔护理还是刷牙,均建议加用漱口液漱口,以保证口腔及咽喉部清洁。

(七)保暖的护理

手术中大量冲洗液的应用,易造成患者术后体温降低,而老年人对低体温的恢复缓慢,易引起其他并发症,如心律失常、心动过缓、凝血机能下降等。同时,由于术后还要立即采取膀胱持续冲洗,也会导致患者体温的下降。因此,术后保暖也是护理工作的又一重点。要为患者加盖棉被,保证冲洗液温度在35~37℃。禁止用热水袋直接接触皮肤取暖,以防烫伤。

(八)预防术后静脉血栓

患者多为老年人,术后卧床可使血流滞缓,处于高凝状态,易致静脉血栓形成,因此术后需加强患者下肢功能锻炼。指导患者进行踝泵运动(图20-5)来预防术后静脉血栓:脚背向上翘起,感觉到大腿用力,维持3~5s后放松2~3s,重复8~10次为1组,3~4组/d。以踝关节为中心,做跖屈、内翻、背伸、外翻的360°的"旋转"运动。

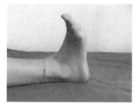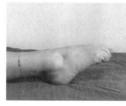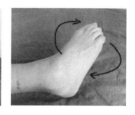

图20-5 踝泵运动

(九)并发症护理

1.预防电切综合征

电切综合征也称稀释性低钠血症,主要是冲洗液快速、大量吸收所致。经尿道前列腺电切术患者冲洗液吸收量一般为每分钟10~30mL,平均吸收为600~2000mL,最多者可达8000mL。当吸收的液体量不多时,通过自身调节,可不出现临床症状;如液体吸收量过大、过速,则可引起血容量过多和低血钠为主要特征的临床综合征,患者表现为烦躁不安、恶心呕吐、痉挛、抽搐、昏迷等。护理过程中应做到:①保持引流通畅,减轻膀胱压力,减少冲洗液的吸收;②严密观察病情变化,发现问题及时处理。

2.预防膀胱痉挛

手术的创伤、留置在前列腺窝的三腔导尿管压迫,以及手术后大量冲洗液快速进入膀胱导致膀胱痉挛,表现为膀胱区明显压痛,自述有难耐的不适感。患者年龄大,又常伴有合并症,因此术后膀胱痉挛可引起各种应激反应。为防止意外情况的发生,护士应向患者解释痉挛的原因,加强患者心理护理,分散注意力。

膀胱痉挛的针对性护理措施如下。

(1)保持冲洗及尿管引流通畅。观察引流液的颜色,妥善固定引流管,告知患者及其家属注意引流管勿折叠、扭曲,如引流不畅,及时施行高压冲洗或抽吸血块并告知医师,适当调整引流管的位置或更换引流管以确保引流通畅。

(2)控制冲洗液的速度和温度。

(3)进行积极的心理疏导及护理。与患者及其家属沟通,缓解其焦虑、烦躁、紧张等不良情绪,有助于减少膀胱痉挛的发生,提高治疗的依从性。

(4)预防尿路感染。提高无菌操作意识,严格按护理流程操作。

(5)用药。必要时使用解痉镇痛药物来减轻膀胱痉挛的症状。通常采用地西泮(安定)5~10mg肌内注射,或哌替啶(杜冷丁)50~100mg肌内注射,山莨菪碱10mg或阿托品0.5mg肌内注射。也可用肛塞消炎痛栓或经尿道注入利多卡因。

3.预防术后出血

术后出血多发生于术后24h内,出血常形成血块堵塞引流管,如果处理不当,患者可能面临再一次手术。因此,术后要保持引流通畅,根据引流液颜色调整冲洗速度,避免形成血块;如果形成血块,则用注射器反复冲洗抽吸,吸出血块。叮嘱患者避免在床上进行过大的翻身,避免术后咳嗽、便秘;应指导患者做深呼吸,练习有效咳嗽咳痰,进食粗纤维食物,及时使用缓泻剂或提前使用缓泻剂。

4.预防泌尿系感染

因患者留置导尿管进行膀胱冲洗,当导尿管护理不当时,极易发生尿路感染。应严密观察患者体温和白细胞的变化,保持尿道口清洁,用洁悠神消毒尿道口2次/d。定期更换引流袋,更换冲洗液及尿袋时,严格执行无菌操作。观察尿道口渗液情况,发现问题及时报告及时处理。

5.预防尿失禁

尿失禁多由术后尿道括约肌松弛所致。术前及拔管前1~2d进行提肛训练,指导患者收缩腹肌、臀肌、肛门括约肌,4次/d,每次10min。

五、出院护理

1.注意饮食的质量,多饮水,忌烟、酒等,多进食蔬菜、水果、粗纤维食物,合理饮食,规律生活,避免着凉,保持大便通畅。

2.适当休息,保持良好的生活、卫生习惯。1个月内避免性生活、剧烈活动,术后3个月内避免久坐、长途步行、重体力劳动等。因为用力排便、腹压增高、用力过多、膀胱痉挛等都可以引起结痂组织提前脱落诱发创面出血,导致继发性出血。

3.保持心情舒畅,按医嘱定期复诊,如有尿流变细、排尿费力、解血尿等及时就诊。

参考文献

[1]黄婉玲,区洁芳,张俊芳,等.提肛肌训练治疗经尿道前列腺电切术术后患者尿失禁的效果[J].解放军护理杂志,2013(5):34-36.

[2]林碧芳,张振香.膀胱冲洗速度对患者生命体征的影响[J].护理学杂志,2002,17(1):6.

[3]周月华,苏宵慧,周美珍.经尿道等离子体前列腺电切术后并发症的观察及护理口[J].护理与康复,2012,11(4):355-356.

[4]曹伟新,李乐之.外科护理学[M].北京:人民卫生出版社,2008.

[5]徐士珍,董元红.前列腺电切术后观察及护理[J].护理与康复,2010,9(11):957-958.

（林　玲）

案例二十一 急性下肢深静脉血栓围手术期护理

患者曾某某,女,65岁。主诉左下肢肿胀、疼痛2d。下肢血管B超提示:左下肢深静脉血栓形成。为求进一步治疗,急诊拟"急性左下肢深静脉血栓形成"收住入院。患者入院时无胸闷、气促等不适,左下肢肿胀。左下肢周径较右下肢同平面增粗,髌骨上缘15cm处和髌骨下缘10cm处腿围分别是53cm、37cm,右髌骨上缘15cm处和髌骨下缘10cm处腿围分别是41cm、31cm,左下肢持续性胀痛存在,NRS评分为2分。左下肢皮温升高,无明显色素沉着,发红,无水疱,左腓肠肌压痛(一),左大腿根部压痛(一);趾端血供良好。左足背动脉搏动存在。右下肢未见明显异常。

既往史:有糖尿病病史,二甲双胍肠溶胶囊0.5g,一日3次餐前口服,甘精胰岛素针30U睡前皮下注射。血糖控制可。有糖尿病视网膜病变,左眼失明。否认其他疾病,否认手术史及过敏史。

患者完善术前各项检查,予以50%硫酸镁持续湿敷患肢,那屈肝素钙注射液(速碧林)0.4mL,每12h皮下注射1次抗凝治疗。在局麻下行"下腔静脉滤器置入术+左髂股静脉Angiojet吸栓术+球囊扩张术+溶栓导管置入术+下腔静脉造影术",术后返回病房。患者神志清,左侧腹股沟区穿刺处敷料包扎清洁干燥,压迫器压迫,带入导尿管1根,引流通畅,引流出血性液体。带入左腘窝溶栓导管1根,接0.9%氯化钠注射液50mL+尿激酶针30万U 2mL/h微泵持续泵入。左下肢肿胀较前消褪,左下肢皮温正常,左足背动脉搏动可及。趾端血运活动好。遵医嘱予以Ⅰ级护理,糖尿病膳食,持续双鼻塞吸氧2L/min,持续心电监护,并予以抗凝、溶栓、补液等治疗。Barthel评分为重度依赖,DVT评分19分,已汇报医生。术后诊断:急性左下肢深静脉血栓形成;2型糖尿病;糖尿病伴眼并发症。

术后第2天,尿色转清。溶栓导管置入5天后,在局麻下行"左髂股静脉球囊扩张+支架植入+下腔静脉滤器取出+造影术",3d后患者出院。

一、定　义

深静脉血栓形成(deep venous thrombosis,DVT)是血液在深静脉内不正常凝结引起的静脉回流障碍性疾病,常发生于下肢。血栓脱落可引起肺动脉栓塞(pulmonary embolism,PE),两者合称为静脉血栓栓塞症(venous thromboembolism,VTE)。

二、手术方式与麻醉方式

近年来,随着微创技术的发展,手术取栓已被微创手术逐渐取代。微创手术包括导管接触性溶栓(catheter-directed thrombolysis,CDT)、经皮机械性血栓清除术(percutaneous mechanical thrombectomy,PMT)以及两者联合。麻醉方式为局部麻醉。对于拟行微创手术的DVT患者,可考虑植入下腔静脉滤器,以防止致命性肺栓塞的发生。

三、手术前护理

(一)心理调适

下肢深静脉血栓通常是急性发病,容易导致患者紧张、焦虑的情绪,而情绪的波动会引起机体内环境的紊乱,加重病情,不利于临床治疗。护理人员应与患者积极沟通,给予针对性心理疏导,减少其不良情绪,增强信心,以积极正面的心态配合护理和治疗,争取早日康复。

(二)戒 烟

吸烟是该疾病的继发危险因素之一,烟中的尼古丁能引起血管痉挛、动脉收缩、血管内皮损伤、血小板聚集、血液黏稠度增加、血压升高等一系列反应,促使血栓形成。同时吸烟可以刺激呼吸道,引起痰液淤积,影响术后排痰,导致肺部感染的发生风险增加。因此要绝对戒烟,同时避免被动吸烟。

(三)饮 食

局部麻醉术前无需禁饮、禁食。饮食上宜进食低脂、高蛋白、易吸收的食物,以及富含维生素的新鲜蔬菜和水果。指导患者每日做腹部环形按摩,养成定时排便的习惯,保持大便通畅,必要时遵医嘱予以缓泻剂,或使用开塞露帮助排便。每日多饮水,保持每日尿量在2000mL以上,以稀释血液,降低血液黏稠度,防止血液浓缩。值得注意的是,服用抗凝药华法林(维生素K拮抗剂)的患者,需控制摄入含维生素K类的食物或水果,如蛋黄、卷心菜、芽菜、黄瓜皮、大豆油、鱼肝油、海藻类、胡萝卜、奇异果、南瓜、菠菜、洋葱。

(四)卧位与活动

急性发病期需绝对卧床休息10~14d,抬高患肢(高出心脏平面20~30cm),膝关节屈曲10°~15°,以利于静脉回流,减轻血液淤滞,缓解肿胀疼痛。穿宽松衣裤,防止衣物过紧影响血液循环。患肢制动,在床上活动时,避免动作过大,禁忌按摩和热敷患肢,避免屏气、剧烈咳嗽等动作,防止血栓脱落引起肺栓塞。若活动后出现胸痛、呼吸困难、咯血等异常情况,立即告知医生处理。

(五)抗凝药物的护理

常用的抗凝药物有低分子肝素、维生素K拮抗剂和新型口服抗凝剂等。

1.低分子肝素(如速碧林等)

遵医嘱予以低分子肝素0.4mL,每12h皮下注射1次,肾功能不全者慎用。在使用低分子肝素针时,注意选择正确的注射部位、方法,避免对注射部位热敷、按摩。

根据患者情况,选择腹部脐上5cm至脐下5cm为上下边界,锁骨中线内外5cm范围(避开脐周1~2cm),不排气,按无菌注射原则对皮肤进行常规消毒后,左手拇指与食指捏起腹部皮肤,使之形成褶皱,针头垂直刺入皮肤褶皱最高点(垂直褶皱注射法),以针头进去皮褶的深度为宜,抽吸无回血,缓慢推注药液,注意注射时针头应深入肌层并固定好,左手食指与拇指始终保持皮肤褶皱状态不能松开,使药液均匀地注入皮下脂肪组织,注射完毕停留 10s,沿进针角度垂直拔出注射器,松开皮肤褶皱,迅速用无菌棉签按压 3~10min,力度为使皮肤下陷 1.0~1.5cm。按压时,嘱患者用食指、中指、无名指指腹按压,避免揉搓。前后两次注射注意轮流更换注射部位,避免在同一部位注射,两次穿刺点应间距 2cm 或以上,同时注意避免腕部用力,进针过深,避免用力按压,且注射后禁忌热敷。严格掌握抗凝药物的用药时间及剂量,密切留意硬结、皮下血肿等不良反应。定期监测出血、凝血情况及血小板计数,观察有无出血征象,如有及时处理。

2.维生素 K 拮抗剂(如华法林)

华法林是长期抗凝治疗的主要口服药物,需通过监测国际标准化比值(international normalized ratio,INR)评估抗凝治疗效果。华法林治疗剂量范围窄,个体差异大,药效易受多种食物和药物影响。治疗初始常与低分子肝素联合使用,建议剂量为 2.5~6.0mg/d,2~3d 后开始测定 INR,当 INR 稳定在 2.0~3.0,并持续 24h 后,停低分子肝素,继续华法林治疗。华法林对胎儿有害,孕妇禁用。

华法林服用期间注意事项:①每天同一时间服药,不得擅自更改剂量或停药,如漏服一次需尽快补上;②没有医嘱不得擅自服用其他药物,如阿司匹林和感冒药物;③发热、气候热、营养不良、腹泻者可以引起出血;④戒烟、戒酒;⑤使用软毛牙刷;⑥因其他疾病就诊时要告知医生正在服用华法林,正在怀孕或准备怀孕要告知医生;⑦服药期间注意避免剧烈运动,避免外伤磕碰;老年患者需注意防止意外跌倒;⑤定期监测凝血酶原时间(prothrombin time,PT)和(或)INR。

3.新型口服抗凝剂(如利伐沙班)

利伐沙班33%通过肾脏代谢,轻、中度肾功能不全的患者可以正常使用。单药治疗急性DVT与DVT标准治疗方法(低分子肝素与华法林合用)疗效相当。推荐用法:前3周,15mg/次,一天2次,维持剂量为20mg,一天1次。

相较华法林而言,口服利伐沙班生物利用度高,起效快速,治疗窗宽,无需监测INR;且食物药物相互作用少,安全性高,不增加大出血的风险。

(六)患肢护理

避免患肢及下肢静脉穿刺,避免同一部位、同一静脉反复穿刺;严禁按摩、热敷、理疗患肢,防止栓子脱落;患肢可用50%硫酸镁持续湿敷。观察患肢皮肤颜色、皮温及足背动脉搏动情况。若患肢高度肿胀、皮肤苍白或暗紫色,皮温降低,足背动脉搏动消失,则需警惕股青肿或股白肿发生,需立即汇报医生。正确评估患者的疼痛程度;测量双下肢大腿周径及小腿周径(髌骨上缘

15cm,髌骨下缘10cm),并做好标识,计算患肢和健肢周径差,动态记录周径差的变化。

(七)睡 眠

术前晚保证充足的睡眠,必要时遵医嘱使用助睡眠药物。

(八)床上大小便训练

由于急性下肢深静脉血栓急性期(2周)需绝对卧床,且术后下肢制动等原因,患者有较长时间需在床上大小便。因此入院后需练习床上大小便,这样可避免因习惯的改变而造成便秘及尿潴留。

(九)术前准备

术前签署手术同意书并指导患者完善相关检查,包括血常规、凝血功能、肝肾功能、电解质、输血前全套、心电图、胸片、下肢静脉彩色多普勒超声等。做好术前指导、皮试及手术标识描记等工作。

四、手术后护理

(一)一般护理

1.病情观察

持续吸氧、给予心电监护,密切观察患者的生命体征、血氧饱和度等变化,注意患者有无呼吸困难、胸痛、咯血等肺栓塞症状。关注患者的尿量、颜色及性质,24h尿量应大于2000mL。监测血常规、肝肾功能、凝血功能,如有异常及时通知医生对症处理。

2.饮　食

进食低盐低脂、富含纤维素、易消化的食物,鼓励患者多饮水,每日饮水1500～2000mL,以减轻造影剂的肾毒性。

3.体位与活动

患者术后仍需卧床。穿刺侧采用腹股沟区压迫器(图21-1)压迫12h,穿刺侧肢体制动12h,避免过早活动引起出血,另一侧肢体术后即可轻微活动,避免膝关节过度弯曲。制动期间鼓励患者适当做足背屈伸运动,以利于静脉回流。

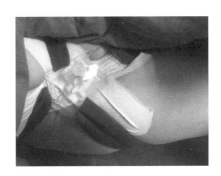

图21-1　动脉压迫止血器

(二)患肢护理

术后抬高患肢20°～30°,保持患肢清洁干燥,注意保暖。每班测量双下肢髌骨上缘15cm周径及髌骨下缘10cm周径(同一患者测量部位需固定),做好动态记录,以了解治疗效果。观察患肢足背动脉搏动情况,皮肤温度、颜色及肢体肿胀消退情况。

(三)静脉溶栓导管护理

患者从手术室返回病房,术后通常经腘静脉置入溶栓导管(图21-2)或经鞘管给予尿激酶溶栓。静脉溶栓导管用加压胶布妥善固定,在导管穿刺处做好标记,记录外露长度,并做好红色醒目标识,便于观察导管有无脱出。严密观察导管穿刺处敷料有无渗出,局部有无感染,每次更换穿刺点敷料时动作轻柔,防止牵拉造成导管脱出或移位。置管侧下肢伸直制动,避免膝盖过度屈曲和活动,防止导管扭曲、滑脱、移位。置管期间观察局部有无渗血、血肿等情况,并监测凝血功能的变化。

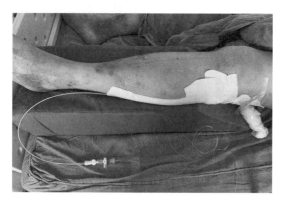

图21-2 静脉溶栓导管

应用尿激酶溶栓时,应现配现用,以免效价降低。遵医嘱予以微泵持续输注(图21-3),使药液准确而匀速地进入体内,有利于保持有效的血药浓度。严格根据医嘱掌握剂量与泵入速度,每次更换微泵药液时,严格检查微泵每小时推注量,并在药液标签上注明起始时间。每30～60min巡视并记录1次,观察微量泵性能是否完好,输注管路是否通畅,观察导管与微泵延长管之间的连接是否牢固,防止连接处脱开造成堵管或空气进入。在泵入尿激酶后,每6h监测血常规、C-反应蛋白、凝血功能和D-二聚体的变化并及时给予相应处理。观察患者的意识、生命体征,并密切观察有无药物不良反应,注意有无皮肤、黏膜青紫、瘀斑及消化道出血等并发症。

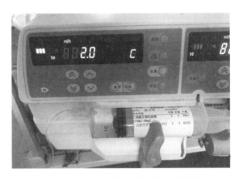

图21-3　溶栓药物微泵持续输注

溶栓治疗过程中,监测活化部分凝血酶原时间(activated partial thromboplastin time,APTT)及纤维蛋白原,使APTT控制在正常参考值的1.5～2.5倍,纤维蛋白原＜1.0g/L时需要停用尿激酶。在给患者用药过程中,需严格进行无菌操作,严密观察患者的生命体征,且查看其有无出血症状发生。

拔除导管后,需局部加压包扎24h,防止穿刺处出血、血肿形成。

（四）预防压力性损伤

由于患者长时间卧床，必要时使用气垫床，以缓解局部压力；改善机体营养状况，增强机体抵抗力和组织修复能力；避免皮肤潮湿、受摩擦等不良刺激，保持床单位平整、干燥、无屑，及时更换潮湿的衣裤，避免推、拉、托等动作；加强巡视，注意导管的固定方法，避免导管压力性损伤。合理使用翻身垫、托具等，避免足部外踝皮肤发红破损。

（五）并发症的观察及护理

1.血红蛋白尿及肾功能衰竭

PMT术后可出现血红蛋白尿，可能原因是吸栓过程中对红细胞产生机械性损伤，导致血管内溶血。手术时，导管内向后方高速喷射的0.9％氯化钠注射液不仅会击碎血栓，也会破坏吸入的红细胞，使血红蛋白游离，血红蛋白一部分经肾脏排泄，形成褐色血红蛋白尿。一方面，手术医师可通过控制抽吸时间来减少血红蛋白尿的产生；另一方面，护士遵医嘱采取术中、术后等渗盐水充分水化治疗、碳酸氢钠碱化尿液、呋塞米利尿等措施，加速血红蛋白尿的排泄。术前常规留置导尿管，术后严密观察并准确记录患者的尿量、颜色及性质变化。若尿量<100mL/h或者尿颜色逐渐加深，应立即通知医生处理。

PMT术后血红蛋白尿一般于1～2d后消失，但大量血红蛋白尿可在肾小管内形成各种管型阻塞肾小管管腔，导致肾小球滤过率下降，严重者可导致近曲肾小管细胞的损害，进而出现急性肾功能损害(acute kidney injury,AKI)。若患者在积极水化等治疗下仍出现急性肾功能衰竭,术后3d肌酐、尿素氮水平持续升高,可予以血液透析治疗。

2.出　血

出血是DVT抗凝溶栓治疗中最为常见的并发症,包括牙龈出血、皮下瘀斑、穿刺处渗血、血肿,严重者可发生消化道出血,甚至颅内出血。护理人员应根据医嘱正确执行给药,同时监测凝血功能、血小板情况,根据结果调整药物剂量或者停药。术后加强宣教,告知患者抗凝溶栓药物的作用、副作用及出血征象的观察。同时,加强巡视,注意穿刺部位有无活动性出血。若穿刺点出现血肿,可进行压迫止血;若患者出现呕血、黑便,应警惕消化道出血,立即行血常规检查,停用抗凝、溶栓药物,给予质子泵抑制剂治疗,必要时给予输血处理;若患者发生头痛、意识变化、失语偏瘫,考虑颅内出血,应立即通知医生处理,行头颅CT检查明确诊断。

3.肺栓塞

PMT在抽吸过程中可引起血栓块脱落,导致肺栓塞。通常在PMT前需植入可回收滤器,以防止致命性肺栓塞的发生。术后予以吸氧、心电监护,严密监测生命体征及血氧饱和度变化;指导患者勿用力排便,避免剧烈咳嗽;询问患者有无胸痛胸闷、呼吸困难等症状,一旦发现上述情况,立即通知医生配合抢救。

4.其　他

（1）急性胰腺炎：PMT 可能会导致溶血,使游离血红蛋白增多,炎性反应细胞因子释放,从而损伤胰腺细胞。国内报道,若患者出现腹胀腹痛、恶心呕吐、肛门排气减弱或消失,血、尿淀粉酶偏高,考虑为急性胰腺炎。

（2）血管迷走神经反射：患者在介入治疗术中、术后和拔管时都有可能发生血管迷走神经反射,如不及时处理,可引起严重后果。术后予以持续心电监护,拔管前做好心理护理,并注意观察患者有无恶心、心慌、精神不振以及心率、血压改变等情况,一旦发现异常,立即通知医生。

（3）介入相关并发症：介入操作不当可能会引起导管、导丝断裂;放置支架可使血流更容易在支架处形成血栓;患者术后未坚持服用抗凝药物,可能会引起支架内再狭窄等。

五、出院护理

（一）饮食与活动

患者术后应进食低盐、低脂、高纤维素、富含维生素、高蛋白的食物;鼓励其多饮水,保持大便通畅,避免腹内压升高而影响下肢静脉血液回流;戒烟戒酒,香烟中的尼古丁会引起血管收缩,酒精可以增强华法林的抗凝作用,引发出血倾向。服用华法林期间,避免进食富含维生素 K 的食物,以免影响华法林的抗凝效果。

患者保持良好的心态;平时加强患肢功能锻炼,不可长时间保持同一姿势,如长时间站立和行走,避免跷"二郎腿";出院后3个月内避免负重活动。如患肢出现肿胀不适,及时卧床休息,并抬高患肢30°～40°。避免膝下垫硬枕、过度屈髋、使用过紧的腰带、穿紧身衣而影响静脉回流。

(二)药物与复查

出院后,根据医嘱口服抗凝药物利伐沙班或华法林抗凝。口服华法林5～7d后,监测凝血功能,并根据INR是否达到2.0～3.0,调整用药剂量。口服抗凝药治疗3～6个月,不能随意漏服或停服,防止下肢深静脉血栓复发。如出现牙龈出血、血尿、黑便等症状,应及时到医院就诊。

对于行下腔静脉滤器植入的患者,2～3周后需行滤器回收术;行髂静脉支架植入术的患者,口服抗凝药物的同时口服拜阿司匹林至少1年;治疗后1个月、3个月、6个月复查,行下肢静脉彩超评估静脉血流情况。如出现下肢肿胀、酸痛、头痛、头晕、呼吸困难、咳嗽咳痰、咯血等症状,应立即来院就诊。

(三)弹力袜使用

二级压力弹力袜(踝部压力达30～40mmHg)支持治疗2年。

1.使用目的

利用机械原理促使下肢静脉血液回流,减少血液瘀滞,降低下肢深静脉血栓及血栓后并发症的发生。

2.适应证

(1)预防和治疗由于麻醉、手术、卧床等引起的静脉血流瘀滞、下肢血液循环障碍。

（2）轻度静脉曲张、慢性静脉曲张、妊娠期静脉曲张者。

（3）静脉炎。

（4）下肢肿胀者。

（5）大小隐静脉剥脱术后。

（6）静脉曲张硬化治疗后。

（7）下肢深静脉血栓形成后综合征。

3.禁忌证

（1）疑似或确诊外周动脉疾病。

（2）外周静脉旁路移植。

（3）合并外周神经病变或其他引起感觉障碍的疾病者。

（4）局部皮肤情况使用弹力袜可能会引起损伤,如脆弱的"纸皮"皮肤、局部炎症、坏疽或最近皮肤移植等。

（5）对弹力袜材料过敏。

（6）心力衰竭。

（7）严重的下肢水肿或者有充血性心力衰竭引起的肺水肿。

（8）腿部尺寸和形状不在正常范围内。

（9）严重的腿部畸形不适合穿着者。

4.操作步骤

（1）操作前准备:

①自身准备:规范洗手,戴帽子、口罩。

②患者准备:洗脚、修剪脚趾及老皮。

③弹力袜准备:测量腿围、腿长:用软尺分别测量患者左右下肢腿围。测量部位:脚踝最细处周径(图21-4)和大腿最粗处周径,一般为髌骨上缘15cm(图21-5)。测量腿长:膝长型(图21-6)从足跟到膝盖;腿长型(图21-7)从足跟到大腿根部。根据医嘱和腿围、腿长尺寸,选择合适型号的弹力袜(参照弹力袜说明书)。

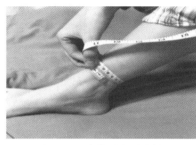

图21-4　脚踝最细处周径

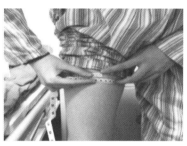

图21-5　大腿最粗处周径

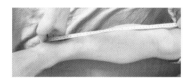

图21-6　膝长型测量

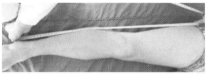

图21-7　腿长型测量

(2)操作过程:

①评估患者有无禁忌证,向患者说明弹力袜穿着的意义及注意事项,取得患者配合。脱掉或卷起患者裤腿(图21-8),再次检查腿部和足部情况,观察有无禁忌证。

②一手伸进弹力袜筒内,捏住弹力袜头足跟部,另一手将弹力袜筒翻至弹力袜足跟部(图21-9)。

③把弹力袜筒翻过来展顺,以便脚能轻松地伸进袜头足跟部(图21-10)。

④两手拇指撑在袜内侧,其余四指抓紧弹力袜,把脚伸入袜内,两拇指撑进弹力袜,四指与拇指协调把弹力袜拉向踝部,并把弹力袜根部置于足跟处(图21-11)。

⑤把弹力袜腿部循序往回翻并向上拉,穿好后将袜子贴身抚平(图21-12)。

⑥脱弹力袜时,手指协调抓紧弹力袜的内外侧,将弹力袜外翻,顺腿脱下(图21-13)。

⑦穿脱弹力袜后洗手。

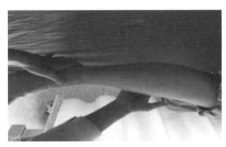

图21-8　卷起患者裤腿评估

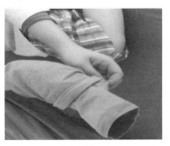

图21-9　弹力袜筒翻至足跟部

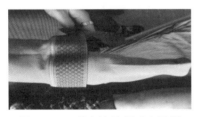

图21-10　弹力袜筒翻过来展顺

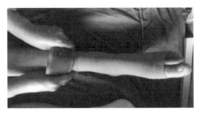

图21-11　弹力袜根部置于足跟处

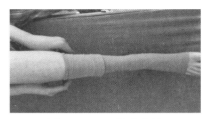
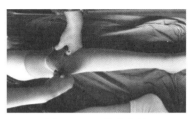

图21-12　上拉弹力袜　　　　　图21-13　脱弹力袜

（3）观察与护理要点：

①脱下弹力袜，每班检查患者的皮肤情况，观察双下肢的皮肤颜色、温度及足背动脉搏动情况等，特别是足跟、踝部及袜口处，用温水擦拭双下肢。

②检查患者的弹力袜是否穿着平整、有无下滑或穿戴方式不正确等现象。

③当患者出现水肿或术后肢体肿胀时，应重新测量腿围，并更换弹力袜。

④如患者下肢皮肤出现斑纹、水疱或者变色，尤其是足跟或骨隆突部处，或患者感觉不舒适、疼痛，应停止使用弹力袜。

5.注意事项

（1）建议穿弹力袜期间日夜均穿着（每天至少18h），除非患者活动量增加，DVT发生风险降低。

（2）抬高患肢10min以后，再穿弹力袜。

（3）洗涤弹力袜时，要用中性洗涤剂，使用温水，不要用力拧干，可用干毛巾吸除多余水分，于阴凉处晾干，勿置于阳光或人工热源下晾晒或烘烤。

（4）弹力袜出现破损，应更换。

（5）袜的近端不能有弹力圈，以免近端压力过大，影响静脉回流。

参考文献

[1]中华医学会外科分会血管外科学组.深静脉血栓形成的诊断和治疗指南(第三版)[J].中国血管外科杂志：电子版,2017,9(4):250-257.

[2]刘洪,赵渝.下肢急性深静脉血栓形成整体治疗方案[J].中华血管外科杂志,2019,4(2):70-73.

[3]褚婕,严敏,胡琼,等.急性下肢深静脉血栓患者AngioJet机械血栓清除术的护理[J].护理学杂志,2018,33(12):29-31.

[4]沈佩儿,陶淑珍,邱旭仙,等.AngioJet机械性血栓清除装置治疗急性下肢深静脉血栓85例的护理[J].护理与康复,2018,17(7):57-59.

[5]韩新强,王雪敏,马超,等.AngioJet机械血栓清除术后血红蛋白尿的原因分析[J].中国介入影像与治疗学,2017,14(4):218-222.

（邵亚芳）